Schwangerschaft und medizinische Betreuung

Schwangerschaft und medizinische Betreuung

Vorsorge und Behandlung durch Kassenärzte im Vergleich deutscher und ausländischer Frauen

Herausgegeben von
Angela Zink, Konrad W. Tietze, Johannes Korporal

mit Beiträgen von
Giselind Grottian, Bernd Kolleck, Johannes Korporal,
Konrad W. Tietze, Helmut Wilke, Angela Zink

W DE G
Walter de Gruyter
Berlin · New York 1985

Dr. rer. pol. Angela Zink
Institut für Soziologie der Freien Universität Berlin
Babelsberger Straße 14-16
1000 Berlin 31

Prof. Dr. med. Konrad W. Tietze
Institut für Sozialmedizin und Epidemiologie des Bundesgesundheitsamtes
General-Pape-Straße 62
1000 Berlin 42

Prof. Dr. med. Johannes Korporal
Fachhochschule für Sozialarbeit und Sozialpädagogik Berlin
Karl-Schrader-Straße 6
1000 Berlin 30

Gedruckt mit Unterstützung der Stiftung Volkswagenwerk.

Das Buch enthält 96 Abbildungen und 21 Tabellen.

Grafische Gestaltung: Lutz-Olaf Walter, Christoph Zink, Berlin.

CIP-Kurztitelaufnahme der Deutschen Bibliothek

Schwangerschaft und medizinische Betreuung :
Vorsorge u. Behandlung durch Kassenärzte im Vergleich dt. u. ausländ. Frauen / hrsg. von Angela Zink ... Mit Beitr. von Giselind Grottian ... - Berlin ; New York : de Gruyter, 1985.
ISBN 3-11-009656-0
NE: Zink, Angela [Hrsg.]; Grottian, Giselind [Mitverf.]

Druck: Gerike GmbH, Berlin. - Bindung: Dieter Mikolai, Berlin. - Umschlaggestaltung: Rudolf Hübler, Berlin.

Inhalt

1. Einleitung

Der vorliegende Band faßt Ergebnisse eines epidemiologischen Forschungsvorhabens zusammen, in dem strukturelle Bedingungen der präventiven und kurativen Betreuung schwangerer Frauen durch niedergelassene Ärzte untersucht wurden. Auf der Grundlage von Leistungsdaten einer gesetzlichen Krankenversicherung, der Allgemeinen Ortskrankenkasse Berlin, wurden Vorsorge, Behandlungen und Arzneimittelverordnungen in der Schwangerschaft im Vergleich deutscher und nichtdeutscher Frauen analysiert. Dieses Vorhaben wurde von 1980 bis 1982 durchgeführt und von der Stiftung Volkswagenwerk gefördert. Datengrundlage sind alle Vorsorgeverläufe der versicherten schwangeren Frauen von 1975 und 1976. Ärztliche Behandlung in der Schwangerschaft und Arzneimittelverordnungen beziehen sich auf das Quartal III/1975. Die Daten wurden in den Jahren 1978 und 1979 erhoben und stellten damals den neuesten vollständigen Datensatz dar.

Probleme der Erschließung und Erfassung sensibler Daten sowie der schwierige Umgang mit großen, komplex strukturierten Datensätzen erklären, neben der fehlenden Zeit für die Zusammenfassung der Ergebnisse, den langen Weg bis zum Erscheinen dieses Buches.

Dennoch sind wir der Auffassung - in der wir uns durch die aktuelle wissenschaftliche und öffentliche Diskussion um Probleme in der Schwangerenvorsorge bestätigt fühlen - daß die Ergebnisse der Studie wenig an Aktualität eingebüßt haben. Dies aus mehreren Gründen:

- Das Vorhaben tangiert einen Forschungs- und Praxisbereich, die ambulante Gesundheitsvorsorge durch niedergelassene Ärzte, in dem eher ein Mangel als ein Überangebot an Forschungsaktivitäten und Publikationen zu verzeichnen ist.
- Schwangerenvorsorge, aber auch gesundheitliche Vorsorge und Betreuung von Säuglingen, gehören - wenn man ihnen Relevanz für die Höhe der Morbidität und Mortalität bei der Geburt und im ersten Lebensjahr zugesteht - nach wie vor zu den Problembereichen in der gesundheitlichen Versorgung in der Bundesrepublik Deutschland.
- Wenn man, wie oft beschrieben, frühen Beginn und hohe Intensität der ärztlichen Betreuung in der Schwangerschaft mit einer insgesamt wirksamen Versorgung gleichsetzt, so muß man heute feststellen, daß sich die Situation in den Gruppen mit höherem sozialem und medizinischem Risiko nicht wesentlich verbessert hat. Auch neuere Untersuchungen belegen die unzureichende Teilnahme bestimmter Bevölkerungsgruppen. Im vorliegenden Band wird dieser Tatsache der unterschiedlichen Inanspruchnahme durch den Vergleich deutscher Frauen mit Arbeitsmigrantinnen Rechnung getragen.

- Der Zusammenhang zwischen Vorsorge und Behandlung bei schwangeren Frauen im Rahmen der kassenärztlichen Versorgung ist für unser System der Gesundheitsversorgung bisher kaum untersucht worden. Gerade die Interdependenz beider Bereiche (Prävention und Kuration) vermittelt Einblicke in Versorgungsverläufe, Leistungsstrukturen, diagnostische Überlegungen und therapeutische Konsequenzen, die einer getrennten Betrachtung verschlossen bleiben.
- Auch die Verordnung von Arzneimitteln durch Gynäkologen/Geburtshelfer, Allgemeinmediziner und praktische Ärzte an schwangere Frauen gehört zu den Themen, die für den Bereich der kassenärztlichen Versorgung nicht sehr häufig bearbeitet wurden. Um Mißverständnissen vorzubeugen sei darauf hingewiesen, daß unserer Analyse nicht die tatsächliche Einnahme von Medikamenten zugrunde liegt und daß der Bereich der Selbstmedikation nicht beurteilt werden kann. Insofern werden die Erwägungen zu Risiken von Arzneimittelverordnungen in der Schwangerschaft mit der gebotenen Zurückhaltung und unter Verweis auf Begrenzungen der Aussagen gemacht.
- Vorliegende Untersuchungen zur Inanspruchnahme des Gesundheitswesens durch ausländische Frauen betonen in erster Linie Defizite auf seiten der Frauen, die zu geringer oder unangemessener Inanspruchnahme führen (Sprachbarrieren, Probleme der Arzt-Patienten-Interaktion, anderes Gesundheits- und Krankheitsverständnis). Der mögliche Eigenbeitrag unseres Versorgungssystems ist dabei kaum in Erwägung gezogen worden. Hierzu finden sich aufschlußreiche Hinweise in diesem Band.
- An dieser Stelle sei auch an die bedeutende Tradition der sozialmedizinischen (und epidemiologischen) Forschung mit Kassendaten der sozialen und privaten Versicherungen in Deutschland in den ersten drei Jahrzehnten dieses Jahrhunderts erinnert. Solche Untersuchungen, über deren Schwächen und Begrenzungen der Aussagefähigkeit nicht gestritten zu werden braucht, werden heute - trotz der auf der Hand liegenden Vorteile und trotz der wichtigen Beiträge ihrer Ergebnisse für Sozialmedizin und Gesundheitspolitik - nur vergleichsweise selten durchgeführt und gefördert.

Wir haben uns bemüht, die Ergebnisse so aufzubereiten und zu visualisieren, daß eine schnelle Orientierung, aber auch ein gründliches Eindringen in den Untersuchungszusammenhang gleichermaßen möglich sind. Ausdrücklich sind wir für Kritik und Anregungen dankbar.

Wir danken Herrn Dr. med. Wolfgang Richter und Herrn Dr. phil. Michael Nötzel, Allgemeine Ortskrankenkasse Berlin, für Datenüberlassung und Unterstützung sowie der Stiftung Volkswagenwerk, insbesondere Herrn Dr. rer. pol. Alfred Schmidt, für Förderung und Begleitung der Analyse und der Publikation.

Im Zusammenhang mit der Herstellung dieses Bandes danken wir den Mitarbeitern der GSD Gesellschaft für Systemforschung und Dienstleistungen im Gesundheitswesen Berlin Frau Gabriele Maike für die Textverarbeitung, Herrn Lutz-Olaf Walter für die sorgfältige grafische Gestaltung und Herrn Dr. med. Christoph Zink für umfangreiche redaktionelle Unterstützung.

Angela Zink
Konrad W. Tietze
Berlin, im März 1985 Johannes Korporal

2. Methodisches Vorgehen

2.1 Datenerhebung

Im Zusammenhang mit unserer Beschäftigung mit sozial- und versorgungsstrukturellen Bedingungen von Totgeburtlichkeit und Säuglingssterblichkeit in Berlin (West) (1) erschien es uns sinnvoll, Umfang und Intensität der Vorsorge in der Schwangerschaft als mögliche Erklärung sozial differenter Mortalität heranzuziehen. Da unsere Untersuchungen zur Säuglingssterblichkeit auf Daten der amtlichen Statistik basieren und damit Bevölkerungsbezug aufweisen, entschieden wir uns auch bei der Analyse der Schwangerenvorsorge für ein Vorgehen, das Aussagen über möglichst große Teile der Bevölkerung zuläßt und darüber hinaus die uns besonders interessierende Gruppe der ausländischen Frauen fast vollständig erfaßt (vgl. hierzu Abschnitt 3.1): die Analyse von Daten der Gesetzlichen Krankenversicherung. Aus verschiedenen Gründen waren wir nicht in der Lage, Daten aller gesetzlichen Krankenkassen in Berlin (West) in die Untersuchung einzubeziehen. Bei rund 50% aller Versicherten in Berlin (West) bot es sich an, die Erhebung auf die Versicherten der Allgemeinen Ortskrankenkasse Berlin zu begrenzen.

Wir erhielten im Jahr 1978 die Erlaubnis, mit insgesamt zehn Mitarbeitern in einem Raum der Hauptverwaltung der AOK Berlin unter Aufsicht und nach schriftlicher Verpflichtung zur Geheimhaltung Daten der Mutterschaftsvorsorge anonym zu erheben. Zwischen August 1978 und Februar 1979 wurden die Daten von ca. 40 000 Quartals-Abrechnungsbelegen der Schwangerenvorsorge sowie von ca. 15 000 Überweisungsscheinen für serologische und mikrobiologische Untersuchungen im Rahmen der Mutterschaftsvorsorge erhoben (2).

Der technische Ablauf der Erhebung gestaltete sich wie folgt: Auf einen vorgedruckten, unbeschrifteten Erhebungsbogen wurden eine laufende Nummer, das Geburtsdatum der Frau, ihr Versichertenstatus, ihre - aus dem Namen geschätzte - Nationalität, der postalische Wohnbezirk, Facharzteigenschaft, Nationalität und Geschlecht des Arztes, der Bezirk der Arztpraxis, der Behandlungsbeginn sowie der mutmaßliche und - soweit vorhanden - der tatsächliche Entbindungstermin übertragen.

War vermerkt, daß eine Schwangerschaft mit einem Abort, einer Totgeburt oder einer Frühgeburt geendet hatte, so wurde auch dies übernommen. Nach diesen, je Vorsorgefall in allen Quartalen identischen Angaben wurden die im jeweiligen Quartal abgerechneten Leistungen unter dem zugehörigen Datum erfaßt. Jeder in der beschriebenen Weise ausgefüllte Erhebungsbogen wurde auf Vollständigkeit und Richtigkeit geprüft. Anschliessend wurden die Daten der Belege auf Lochkarten gebracht und ebenfalls geprüft. Wir gehen wegen dieser ausführlichen Kontrollen davon aus, daß die bei der Datenaufnahme entstandenen Fehler gering sind.

Im Verlauf der Erhebung eröffnete sich die Möglichkeit, zusätzlich zur Schwangerenvorsorge Daten von Behandlungsscheinen und Rezepten schwangerer Frauen zu erheben. Dies erwies sich als erheblich schwieriger, da auf den kurativen Scheinen nicht vermerkt ist, ob es sich um eine schwangere Frau handelt. Wir mußten also anhand der Diagnosen und einer Urliste der Geburtsdaten und des Wohnorts der im Rahmen der Schwangerenvorsorge erhobenen Frauen entscheiden, ob eine Schwangerschaft vorlag oder nicht. Dieses Verfahren war äußerst zeitaufwendig und führte dazu, daß in der zur Verfügung stehenden Frist nur die Daten eines Quartals bearbeitet werden konnten. Eine wirkliche Prüfung der Fälle erfolgte erst bei der dv-technischen Zusammenführung, bei der etwa ein Viertel der Behandlungsfälle als nicht zu einem Vorsorgefall gehörig erkannt wurden. Wir sind uns der Tatsache bewußt, daß wir Fälle, in denen sich die Frauen bei verschiedenen Ärzten in der Vorsorge und in der Behandlung befanden, nicht erfaßt haben, es sei denn, die kurative Leistung wurde auf einem Überweisungsschein abgerechnet, aus dem der überweisende Arzt zu erkennen war.

Die Behandlungsdaten wurden analog zur Mutterschaftsvorsorge erhoben. Die Diagnosen der Krankenscheine wurden entsprechend der Internationalen Klassifikation der Krankheiten (ICD) in der englischen Fassung von 1975 (3) aufgenommen. Sie entspricht der 1979 erschienenen deutschen Fassung. Der ICD-Schlüssel wurde induktiv ergänzt, da er für die Erfassung ambulanter Diagnostik in vielen Punkten nicht geeignet erschien. Zu den Krankenscheinen wurden fallweise die eingelösten Rezepte nach dem Datum ihrer Ausstellung zugeordnet. Hier wurden die Nummern der "Roten Liste" der Jahre 1975 und 1976 verwendet (4).

Die Daten zur Behandlung in der Schwangerschaft wurden fast ausschließlich bei Fachärzten für Frauenheilkunde erhoben. Wir sind hierbei davon ausgegangen, daß die Fachgebietsbeschränkung (5) eingehalten wird, d.h. daß der jeweilige Arzt im wesentlichen nur in dem Teilgebiet kurativ tätig wird, in dem er seine Weiterbildung abgeschlossen hat.

Aufgrund dieser Einschränkung gehen wir davon aus, daß wir mit unseren Zahlen die Frequenz der Behandlung und der Arzneimittelverordnungen etwas unterschätzen.

Wir werden im folgenden, wo dies möglich ist, Referenzdaten zur Beurteilung beider Untersuchungskollektive - Vorsorge und Behandlung - heranziehen und die notwendigen Einschränkungen der Interpretation unserer Daten deutlich machen.

2.2 Aufbereitung der Daten

Während einige Krankenkassen in der Bundesrepublik inzwischen nicht nur die Stammdaten der Versicherten, sondern auch Leistungen, Diagnosen und Verordnungen mittels EDV erfassen, werden in der Allgemeinen Ortskrankenkasse Berlin die Kranken- und Vorsorgescheine sowie Rezepte nach der Prüfung durch die Kassenärztliche Vereinigung und die Prüfabteilungen der AOK arztbezogen abgelegt. Dies entspricht den in der Gesetzlichen Krankenversicherung üblichen Ordnungskriterien (6).

Das erste Sortierkriterium für die Ablage der Scheine ist die Art des Scheins: Krankenschein oder Vorsorgeschein (Krebsfrüherkennung, Kinder- oder Mutterschaftsvorsorgeschein). Danach erfolgt eine Sortierung nach der Fachrichtung des Arztes und innerhalb dieser nach dem Anfangsbuchstaben des Nachnamens des Arztes noch einmal nach dem Alphabet geordnet.

Eine versichertenbezogene Zusammenführung und Auswertung aller bei den verschiedenen Ärzten und in Krankenhäusern erbrachten Leistungen ist also schon aus organisatorischen Gründen bei dieser Form der Datenhaltung undenkbar. Ein geringeres Problem stellt die Erhebung von Vorsorgedaten einer bestimmten Vorsorgeart dar, da sie separat geführt werden.

Zu Beginn der Auswertung waren die Daten der Vorsorgescheine also nach Quartalen sortiert und nicht fallbezogen zusammengeführt. Die erste und wichtigste Aufgabe der Datenverarbeitung bestand darin, zusammengehörige Teil-Fälle zu identifizieren und zu vollständigen Fällen zu komplettieren. Daneben mußten die bei der Datenerhebung entstandenen Fehler erkannt und korrigiert werden.

Diese Aufgaben stellten an die Datenverarbeitung hohe Anforderungen, und zwar aus folgenden Gründen:

- o quantitativer Umfang der angefallenen Daten
- o Diskrepanz zwischen der Form der Daten nach der Erfassung und der für die Auswertung erforderlichen Form (z.B. Angaben zu den Fällen auf verschiedenen Quartalskarten)
- o komplexe Struktur der Daten durch Einbeziehung von Daten aus verschiedenen Quellen und von verschiedenen Zeitpunkten
- o Fehlen von geeigneter Software zu Beginn der Analyse.

Daraus ergab sich, daß die meisten edv-bezogenen Probleme im Bereich des Datenmanagement auftraten, die statistischen Berechnungen waren dagegen fast zu vernachlässigen. Insgesamt hat sich die EDV mehr damit beschäftigt, die Daten aufzubereiten, zu prüfen und in eine auswertbare Form zu bringen, als die Auswertung selbst durchzuführen.

Diese Anforderungen standen jedoch im Gegensatz zum Leistungsschwerpunkt der meisten verfügbaren Datenanalysesysteme für den sozialwissenschaftlich-medizinischen Bereich. Das Programmpaket BMDP (7) hat seine Stärken im Bereich der Statistik und erhebt nicht einmal den Anspruch, für die Aufbereitung von Daten geeignet zu sein. Das Programmpaket SPSS (8) verfügt zwar über etwas mehr Möglichkeiten als BMDP, läßt jedoch ebenfalls nur "rechteckige" Datenstrukturen zu und kann nicht mehrere Dateien gleichzeitig verarbeiten. Darüber hinaus sind seine Möglichkeiten zur Datenprüfung unzureichend. Beide Programme sind relativ verbreitet und auch an den meisten Rechenanlagen außerhalb Berlins vorhanden.

Die Zusammenführung von Datensätzen mit gleichen Identifikationsmerkmalen wird üblicherweise von Dateienbearbeitungssystemen oder Datenbanksystemen geleistet. Die verfügbaren Systeme waren jedoch von ihrer Funktion und ihren Möglichkeiten her nicht geeignet, derartig komplexes und umfangreiches Material zu bewältigen.

Daher wurde die Programmierung in höheren Programmiersprachen notwendig. Mittels eigener Programme in FORTRAN und COBOL erfolgten die Zusammenführung und die dazu erforderlichen Datenbereinigungen. Die umgeformten und in geeigneter Weise formatierten Daten wurden sodann zu Zwecken der Datenhaltung und statistischen Auswertung mit neueren Softwareprodukten weiterverarbeitet. Wir verwendeten hier das Datenverwaltungssystem SIR (9) und das statistische Programmpaket P-STAT (10). SIR ist ein spezielles statistisches Datenbanksystem und verfügt über zahlreiche Funktionen, die es besonders für den Einsatz in der Forschung und für statistische Analysen geeignet machen.

Ein weiterer Vorteil bei der Verwendung höherer Programmsysteme ist allgemeiner Natur. So arbeiten solche Systeme weitgehend fehlerfrei, und die meist nur kurzen Programmanweisungen sind praktisch selbstdokumentierend und leicht überprüfbar. Damit wird die Datenverarbeitung sicherer, weil auch der Fachwissenschaftler informiert bleibt, was mit den Daten geschieht.

2.3 Zusammenführung und Umformatierung

Bei Beginn der EDV-Arbeiten lagen zwei Dateien vor:

- o Daten der Mutterschaftsvorsorgescheine und der Überweisungsscheine für serologische und mikrobiologische Untersuchungen im Rahmen der Mutterschaftsvorsorge (im folgenden kurz "Laborscheine" genannt) und
- o Daten der Krankenscheine und der eingelösten Rezepte schwangerer Frauen für ein Quartal.

Beide Dateien hatten die folgende Struktur:

Karte 1	"Kopfkarte" auf Quartalsbasis mit Informationen zum Vorsorgefall (Angaben zur Frau und zum betreuenden Arzt)
Karte 2 bis n	"Leistungskarten" auf Quartalsbasis, wobei eine Karte je Besuchstermin mit Abrechnungspositionen entsprechend der Gebührenordnung für Ärzte, verschlüsselten Diagnosen oder Medikamenten vorlag.

Da es Ziel des Vorhabens war, Aussagen über Versorgungsverläufe im Rahmen der Schwangerenbetreuung zu machen, war es in einer ersten Arbeitsphase erforderlich, zu einem Fall gehörende Informationen von den verschiedenen Teilscheinen zusammenzuführen. Da es keine eindeutige Kennziffer auf Personenbasis gab, mußte auf mehrere Variablen als "Matchkriterium" zurückgegriffen werden.

Der Erfolg einer so konzipierten Zusammenführung hängt insbesondere von der Qualität der erfaßten Daten ab. So müssen die relevanten Variablen auf allen Kopfkarten in gleicher Weise fehlerfrei erfaßt sein. Weiterhin müssen sie möglichst exakt sein, was z.B. beim Geburtsdatum türkischer Frauen nicht immer der Fall war (nur das Jahr anstelle des genauen Datums) (11). Ferner mußte sich die Zusammenführung auf die Kombination von Variablen stützen, die mit größter Wahrscheinlichkeit während der Schwangerschaft unverändert blieben oder doch unverändert auf den Vorsorgescheinen stehen.

Bei der abschließenden Zusammenführung von Quartalskarten der Vorsorgedatei wurden primär die Variablen Geburtsdatum der Frau, Behandlungsbeginn und mutmaßlicher Entbindungstermin verwendet. Diese Variablen waren auf allen Kopfkarten vorhanden und wiesen kaum fehlerhafte Werte auf. Falls nach diesen Variablen noch keine eindeutige Identifizierung zusammengehörender Fälle erfolgt war, wurden weitere Variablen, z.B. Wohnbezirk und Nationalität der Frau, hinzugezogen.

2.4 Aufbau einer SIR-Datenbank

Entscheidend für den erfolgreichen Aufbau einer Datenbank ist die Analyse der Struktur der vorliegenden Daten. Diese Struktur ergibt sich einerseits aus den objektiven Gegebenheiten (z.B. mehrere Besuche pro Fall und mehrere Leistungen pro Besuch) und andererseits aus den Erfordernissen der Datenrückgewinnung für spätere Auswertungen. In unserem Fall ließen sich drei Untersuchungsebenen identifizieren:

- o Informationen zum FALL (Geburtsdatum, Bezirk, Nation etc.)
- o ein oder mehrere BESUCHSTERMINE pro Fall
- o ein oder mehrere EREIGNISSE pro Besuchstermin.

Diese dreistufige Hierarchie erlaubt uns die Auswertung auf Fallebene (Altersverteilung nach Nationalität etc.) ebenso wie auf Ereignisebene (erbrachte Leistungen oder verordnete Medikamente).

Die Abspeicherung aller Sätze in der SIR-Datenbank in drei sog. "Recordtypen" erlaubt darüber hinaus eine problemlose Verknüpfung von Records verschiedener Ebenen. Dazu gehört zum Beispiel die Errechnung des Abstandes zwischen erstem Arztbesuch und Entbindungstermin, Aufschlüsselung von ärztlichen Leistungen nach der Nationalität, Errechnung der Anzahl der Leistungen pro Besuch nach dem Alter der Frau etc.

Die folgende Übersicht gibt einen Überblick über die in der Datenbank enthaltenen Datensatztypen und ihren Umfang:

Art und Umfang der Datensatztypen in der SIR-Datenbank

Datensatztypname	Beschreibung	Anzahl der Records
VORSKOPF	"Kopfkarte" im Vorsorgefile	18 855
DATUM	Datum eines Besuchs	112 864
VORSORGE	abgerechnete Vorsorgeleistungen	196 301
BEHAND	abgerechnete Behandlungsleistungen	18 907
MEDIKAM	verordnete Medikamente	4 270
BEHKOPF	"Kopfkarte" im Behandlungsfile	3 249
DIAGNOSE	ärztliche Diagnosen	7 404

Nach der konzeptionellen Vorarbeit zur Strukturierung der Datenbank waren insbesondere folgende Arbeiten erforderlich, um die Datenbank aufzubauen:

o Definition des Datenbankschemas:

  Darunter ist die Abspeicherung der kompletten Datenbeschreibung in der Datenbank zu verstehen. Zur Beschreibung der Daten gehören neben den Namen der Variablen, dem Einleseformat, eventuellen Codes für fehlende Werte und ausführlichen Beschriftungen für die Variablen und deren Ausprägungen (optional) auch Bereichs- und Plausibilitätsprüfungen.

o Einfahren der Daten:

  Dies erfolgt im Prinzip mit einem einzigen Kommando. Beim Einlesen werden zugleich die eingangs definierten Datenprüfungen durchgeführt und fehlerhafte Records auf eine separate Datei geschrieben. Sie können nach der Korrektur problemlos wieder eingefügt werden. Mit jedem zurückgewiesenen Record erhält der Benutzer eine genaue Fehlerdiagnose.

o Rückgewinnung von Daten (Retrieval):

Retrieval-Programme stellen das Kernstück der Arbeit dar. Sie erlauben das Herausziehen von Daten eines einzelnen Typs (mit verschiedenen Selektionskriterien) oder auch von mehreren Typen mit Aggregation oder Distribution von Daten eines anderen Typs. Die wiedergewonnenen Daten können entweder mit SIR selbst ausgezählt oder problemlos an ein statistisches Programmpaket übergeben werden.

So stellt SIR praktisch ein eigenes Betriebssystem dar, das den Benutzer von allen Problemen der Dateiverwaltung entbindet. Zusammen mit der Datenbank wird die gesamte Datenbeschreibung abgespeichert, ebenso nach Belieben auch eigene Programme. Daneben verfügt SIR über einen eigenen Editor und erlaubt es, praktisch alle Operationen mit identischen Kommandos im Batch-Betrieb oder interaktiv durchzuführen. Damit wird insbesondere das Testen neuer Programme sehr erleichtert und allgemein die Arbeit beschleunigt.

Zur Sicherung der Daten gibt es einen vielstufigen Lese- und Schreibschutz durch Passwörter bis herunter auf die Ebene einzelner Variablen. Die gesamte Datenbank kann mit einem Kommando als Sicherheitskopie z.B. auf Band kopiert werden (12).

Als empfehlenswertes Vorgehen bei der Analyse derart komplexer und umfangreicher Daten hat sich also ein dreistufiges Verfahren erwiesen:

1. Datenbereinigung und -zusammenführung mittels eigener FORTRAN-Programme,
2. Datenverwaltung und Datenmanagement mit dem Datenbanksystem SIR,
3. Statistische Auswertungen mittels gängiger Programmpakete wie SPSS und BMDP.

3. Ergebnisse zur Schwangerenvorsorge

3.1 Entstehung und Inhalte ärztlicher Betreuung in der Schwangerschaft

3.1.1 Historische Entwicklung

Gesundheitliche Daseinsvorsorge richtet sich auf Ziele, die im jeweiligen historischen Kontext als besonders wichtig erscheinen. Schwangerschaft und Geburt brachten zu Beginn dieses Jahrhunderts gesundheitliche Gefahren in sehr hohem Ausmaß mit sich, was sich zum Beispiel mit der Tatsache belegen läßt, daß von ca. 2 Millionen Gebärenden in Deutschland 6500 verstarben (1).

Demnach richteten sich präventive Maßnahmen in der Schwangerschaft zunächst auf die Verhinderung mütterlichen Todesfälle. Nach dem ersten Weltkrieg bestand bei Beginn einer Schwangerschaft die Möglichkeit, sie legal zu unterbrechen, wenn Krankheiten die Mutter beim Austragen oder unter den Geburt lebensgefährlich bedrohten. Zu diesen Krankheiten zählten zum Beispiel die Herzkrankheiten, bestimmte Formen der Lungentuberkulose, ja selbst die Grippe. Die Hyperemesis (unstillbares Erbrechen am Anfang der Schwangerschaft) schied erst etwa 1939 durch die Einführung einer wirksamen Infusionstherapie als Grund für einen Schwangerschaftsabbruch aus (2).

Eine Reihe weiterer Maßnahmen konnte erst am Ende der Schwangerschaft getroffen werden: Maßnahmen gegen die Eklampsie (Schwangerschaftsvergiftung), gegen drohende Blutung bei Vorangehen der Nachgeburt oder Maßnahmen bei engem Becken der Gebärenden.

Häufig wird in diesem Zusammenhang der schottische Arzt BALLANTYNE zitiert, der als "Lecturer on Antenatal Pathology" im Jahre 1901 einen Aufsatz von anderthalb dichtbeschriebenen Druckseiten im British Medical Journal veröffentlichte mit der Überschrift "A Plea for a Pro-Maternity-Hospital" (3).

Mit seinem Vorschlag der damaligen Entwicklung voraus, beschrieb Ballantyne Indikationen für die Aufnahme in ein der "Maternité" angeschlossenes Schwangerenheim. An erster Stelle nannte er die heute in den Mutterschaftsrichtlinien (B 1) genannten Risiken der Anamnese, die drohende Eklampsie, das enge Becken, die Hämophilie usf., aber auch Ereignisse, welche die Frühschwangerschaft bedrohten, wie zum Beispiel die Hyperemesis und wiederholte Fehlgeburten. Also ging es um ärztliche Vorsorge, aber nicht allein darum. Bei dem Gedanken an eine mögliche Inanspruchnahme eines solchen Hospitals durch gesunde Schwangere nannte er Arbeiterinnnen "... who ought to rest during the last weeks of pregnancy, but who are unable from financial reason to do so ...". Als 1922 die Schwangerschaftsvorsorge-Idee an Boden gewonnen hatte, wies er auf die Verantwortung von Staat und Ärzteschaft hin (4).

3.1.1.1 Bedeutung der Schwangerenvorsorge

Im Zuge der fortschreitenden Industrialisierung in diesem Jahrhundert wurden Ziele und Bereiche der Vorsorge in der Schwangerschaft teils verändert und teils erweitert. Morbidität und Mortalität waren und blieben Gradmesser für die Erfolge der Schwangerenvorsorge. Seit Müttersterbefälle sehr selten geworden sind, ist in der öffentlichen Diskussion die Müttersterblichkeit hinter die Sorge um das Leben des Kindes zurückgetreten, und es geht den Ärzten vorwiegend um die medizinischen Belange einer allgemeinen gesundheitlichen Vorsorge in der Schwangerschaft. Die soziale Vor- und Fürsorge in der Schwangerschaft, die nach dem ersten Weltkrieg den wesentlichen Teil der Schwangerenvorsorge darstellte, bildet heute nur einen Randbereich gesundheitlicher Versorgung der Schwangeren.

Nach den heutigen Lehrbüchern soll Schwangerenberatung möglichst früh beginnen - also etwa zum Zeitpunkt des ersten Ausbleibens der Regelblutung. Schwangerenvorsorge endet nach den Mutterschaftsrichtlinien mit der letzten Untersuchung etwa sechs Wochen nach der Entbindung. Die am weitesten gehenden Konzepte wurden etwa in der zweiten Hälfte der 20er Jahre formuliert. Es wurden in die "Mutterschaftsfürsorge" (5) prägravidale Maßnahmen (Bildung und Erziehung, Empfängisverhütung, Sterilitätsberatung) und postpartale Maßnahmen (Mutterschutz, Förderung des Kinderreichtums) einbezogen.

3.1.1.2 Prinzipien der Schwangerenvorsorge

Auf die Frage, was denn nun eigentlich geschieht in der Schwangerenvorsorge, welche ihre Prinzipien, ihre Instrumente sind, findet man in den Lehrbüchern keine bündige Antwort. BERG sieht die Kenntnis spezieller Risiken und die Anwendung moderner Methoden als Leitgedanken der heutigen Schwangerenberatung und teilt demzufolge seine Monographie in die zwei Abteilungen "Klinik" und "Methodik" ein (6). KNÖRR sieht dagegen schlechte psychosoziale Bedingungen als leitendes Risiko in der Schwangerschaft und widmet der Beratung einen wesentlichen Teil seiner Ausführungen (7).

Historisch begründbare und heute geltende Prinzipien sind u.E. die folgenden drei:

o Hygiene und Diätetik
(primärpräventive Orientierung in der Schwangerenberatung)

Dieses Prinzip bezieht sich am stärksten auf den lebensweltlichen, alltäglichen Bereich der Schwangeren. Es intendiert eine angemessene Lebensweise im Gesunden. Als Sozialhygiene berücksichtigt es die besonderen Umstände, unter denen schwangere Frauen leben und arbeiten müssen. Im Diätetischen hat das Prinzip teils präventive Ziele (Rauchen und Alkohol), teils krankheitsbekämpfenden Charakter, zum Beispiel Diätvorschriften bei der Therapie der Eklampsie.

o Früherkennung
(sekundärpräventive Orientierung der Schwangerenvorsorge)

Das zweite allgemeine Prinzip, dem wir uns hier zuwenden wollen, ist das der Früherkennung von Krankheiten in der Schwangerschaft, dem sowohl der frühzeitige und häufige Arztkontakt als auch die zunehmend verfeinerte Untersuchungsmethodik dienen sollen (vgl. oben, Abschnitt (1)).

o Prognostik
(Risikoorientierung der Schwangerenvorsorge)

Dieses Prinzip umfaßt auch die bei BERG erwähnte Kenntnis spezieller Risiken. Eine konkrete Ausformung des Prinzips wird im Problem der Entscheidung wirksam, ob es sich wahrscheinlich um die normale Entbindung eines gesunden Kindes von einer gesunden Mutter handelt oder nicht. Die dazu gegebenen Entscheidungswege sind offenbar Einbahnstraßen. So ist der "Hinweis auf eine mögliche fetale Gefährdung" (8) unumstößlich verbunden mit der endgültigen Entscheidung für eine Intensivüberwachung im weiteren Verlauf der Schwangerschaft, die moderne diagnostische und therapeutische Methoden offensichtlich nicht verändern können. Trotzdem wird im Vorwort der BERGschen Monographie sehr deutlich die Notwendigkeit einer kollegialen Kommunikation zwischen Grundversorgung und Spezialeinrichtung hervorgehoben, die eine Überweisung und Rücküberweisung unserem Verständnis nach einschließt.

Die Prognoseorientierung wird auch in den Mutterschaftsrichtlinien vertreten. Es heißt dort einerseits: "Vorrangiges Ziel der ärztlichen Schwangerenvorsorge ist die frühzeitige Erkennung von Risikoschwangerschaften und Risikogeburten" (Allgemeines, Punkt 1, Absatz 2). Weiter heißt es: "Sofern ein Arzt Maßnahmen nach A5 (Ultraschall, d.V.) sowie Einzelmaßnahmen nach Abschnitt B (Erkennung und besondere Überwachung von Risikoschwangerschaften), C (Serologische Untersuchungen und Maßnahmen während der Schwangerschaft) und D (Blutgruppenserologische Untersuchungen nach Geburt oder Fehlgeburt und Anti-D-Prophylaxe) nicht selbst durchführen kann, sollen diese von solchen Ärzten ausgeführt werden, die über die entsprechenden Kenntnisse und Einrichtungen verfügen."

Vor allem aus diesen beiden zuletzt genannten Prinzipien bezieht die heutige Schwangerenberatung im wesentlichen ihre Legitimation. Der Früherkennung soll eine erfolgreiche Bekämpfung der Krankheit folgen. Prognostik soll die Zuweisung der Schwangeren an einen ihrem individuellen Risiko angemessenen Ort der Entbindung bewirken. Die allgemein präventive Gesundheitsberatung dagegen kommt zu kurz.

Die folgende kritische Betrachtung zur Durchführung der drei genannten Prinzipien soll zugleich an historischen Beispielen und Vergleichen mit der heutigen Schwangerenberatung erfolgen.

Als Quellen für die geschichtliche Entwicklung dienten mit einigen Ausnahmen die Publikationen im Zentralblatt für Gynäkologie und Geburtshilfe von 1918 bis 1942 sowie einige andere, auch spätere Zeugnisse, die von uns schon anderenorts (9) zitiert wurden. Die Benutzung des Zentralblattes als Quelle hat den Vorteil, daß sowohl Originalarbeiten als auch Buchbesprechungen und Arbeiten anderer Zeitschriften berücksichtigt werden konnten, in denen sich Äußerungen über die oben genannten Konzepte fanden. Die hier zitierten Stellen sind Beispiele für ähnliche Aussagen, die in größerer Anzahl vorgefunden wurden. Im Hinblick auf die mit diesem Abschnitt verbundene Absicht und unter Berücksichtigung der Tatsache, daß eine vollständige Geschichte der Schwangerenvorsorge und Säuglingsfürsorge ein "Desiderat" (10) geblieben ist, berechtigt zu einem derartigen Vorgehen.

Einige Züge der Diätetik und Hygiene können ebenso wie das Prinzip der Früherkennung von Krankheiten in der Schwangerschaft am Beispiel der Eklampsie erläutert werden. Das Prinzip der Prognostik und seine Problematik wird am besten an einem zehn Jahre anhaltenden Streit über die von Max HIRSCH 1928 inaugurierte "Neuordnung der Geburtshilfe" deutlich (11).

Beide Darstellungen geben Gelegenheit zu zeigen, daß die hier genannten Konzepte natürlich nicht für sich stehen, sondern miteinander verflochten sind. Außerdem wirken die vorgenannten sozialen und medizinischen Dimensionen der Schwangerenberatung in welchselnder Stärke auf ihre Realisierung ein. Mit der Aufzeichnung der geschichtlichen Entwicklung dreier Konzepte der Schwangerenberatung wird gleichzeitig deutlich, wenn etwa die Idee einer systematischen Schwangerenberatung im heutigen Sinne entstand.

3.1.1.3 Von der Eklampsie zum Eklampsismus

Dem Studenten wird die Eklampsie meist als die "Krankheit der Theorien" vorgestellt. Das heißt, daß zu keiner ihrer Theorien ein lückenloses System plausibler pathophysiologischer und pathologisch-anatomischer Befunde geliefert werden konnte. Daran haben auch moderne naturwissenschaftliche Untersuchungen unter Einbeziehung spezieller endokriner Regelsysteme (Angiotensin-Mechanismus) nicht viel ändern können. Im Vordergrund des klinischen Bildes stand zunächst der nicht selten zum Tode führende eklamptische Anfall, der der Krankheit den Namen gibt. Gleichermaßen beeindruckend für den Arzt ist die "Eklampsie sine Eklampsia", bei der die werdende Mutter aus einer tiefen Bewußtlosigkeit nicht wieder erwacht.

Nach dem ersten Weltkrieg bewegten sich die Vorstellungen der Frauenärzte in Übereinstimmung mit damaligen wissenschaftstheoretischen Auffassungen der Medizin um eine konstitutionell-disponierende Genese. Sie sahen Frauen mit vorwiegend adipösen Körperformen und von phlegmatischer Natur als prädestiniert für diese Krankheit an. Die so begründete "autochthone" Eklampsie kam beispielsweise in einer Magdeburger Klinik bei 3% aller Entbindungen vor (12). Weitere 10% wurden der "exogenen" Form zugerechnet. Hier gab es Möglichkeiten der Prävention.

Sie wurden mit der Beobachtung begründet, daß in den Hungerzeiten des ersten Weltkriegs weniger Eklampsien gezählt wurden. Daher bildeten diätetische Maßnahmen, Vermeidung von "Fettbildnern" und allgemeine hygienische Maßnahmen wie körperliche Bewegung durch leichte Arbeit den wichtigsten Bestandteil vorsorglichen Verhaltens bei drohender Eklampsie.

Eine solche präventive Strategie wurde nicht nur von den statistischen Befunden am Ende des ersten Weltkrieges gestützt. GESSNER schreibt: "Meine ganze diätetische Prophylaxe lehnt sich eng an die Lebensweise der englischen Frauen an, welche bei ihrer eiweißreichen aber fettarmen Kost und ihrer reichlichen körperlichen Bewegung beim Sport ihre sprichwörtlich schlanke Körperform bewahren und dabei die niedrigste Eklampsieziffer in Europa aufweisen."

Die Genese der Eklampsie blieb in der Diskussion. Trotz der wissenschaftlichen Kritik an der "Hungersnot-Theorie" wurden diätetische Maßnahmen beibehalten. Es ist wichtig zu wissen, daß BAADER 1939 in einer möglicherweise wenig beachteten Schrift die Hypothese aufstellte, daß im Verhältnis der Eklampsie-Todesfälle zur Gesamtzahl der entbindenden Frauen innerhalb der letzten 53 Jahre keine Herabsetzung der Sterblichkeit erfolgt sei (13). Für die Herabsetzung der Eklampsie-Häufigkeit im Krieg wird eine schlechtere Erfassung der Erkrankungsfälle verantwortlich gemacht. Demnach waren die Therapieerfolge nur scheinbar um so größer, je mehr Eklampsien erfaßt wurden. Trotzdem blieb die Forderung, möglichst bereits Prae-Eklampsien zu erfassen, ein Leitgedanke der Schwangerenvorsorge.

Zu Beginn der 20er Jahre war Bluthochdruck als führendes Zeichen bei Eklamptischen bekannt (14), ebenso Eiweiß im Urin und Ödeme. Es darf in diesem Zusammenhang auf Aderlässe als konservative Therapie und Prophylaxe der Eklampsie hingewiesen werden, wie sie zum Beispiel durch ZWEIFEL 1923 wieder aktuell gemacht wurde (15): "Neben der Bevorzugung der Pflanzennahrung haben die Ärzte zwecks Vorbeugung ihre Aufmerksamkeit den Vorboten der Krankheit zuzuwenden. Das sind Kopfschmerzen, Schwindel, Übelsein, Magendrücken, Ödem irgendwo am Körper, besonders aber Sehstörungen, Flimmern vor den Augen. Wir sollen, so oft wir um Rat gefragt werden, den Urin untersuchen, ja bei vollblutigen überernährten

Frauen, die entschieden zur Eklampsie neigen, einen vorbeugenden Aderlaß machen, wie man dies vor 60 - 70 Jahren regelmäßig tat." (16)

Anhänger einer solchen dykrasischen (Änderung der Mischung der Körperflüssigkeiten) Auffassung der Eklampsie und ihrer Vorstufen fanden sich unter den führenden Geburtshelfern nicht wenige (17).

ASCHNER (18) bringt das Fehlen der reinigenden monatlichen Menstruation unmittelbar mit der Neigung zum Eklampsismus in Verbindung. Seit 1928 war bei den deutschen Geburtshelfern und ebenso in den Nachbarländern die rechtzeitige Entdeckung der drei Leitsymptome der Präeklampsie als Ziel einer Vorsorge anerkannt. Als Vorzeichen dieser Krankheit wurden diese Symptome auch in die Hebammenlehrbücher aufgenommen. Frühzeitigkeit bei der Überwachung im Hinblick auf Eklampsismus und Kontrolle bedeutete zunächst, daß die Schwangere frühestens im siebten Monat in der ärztlichen Sprechstunde erschien. BAUMGART sieht schließlich das Auftreten der eklamptischen Symptome als "... Endglied einer gewöhnlich schon seit Wochen bestehenden Erkrankung in der Schwangerschaft ..." an (19), ersetzt das Wort "Oedneklose" (oedemo-nephrotisches und eklamptisches Syndrom) von SEITZ durch das Wort "Alboetonie" (heute EPH- (edema-proteinuria-hypertension-) Gestose) und stellt ein Vorsorgeprogramm mit vierwöchentlichen Untersuchungen in der ersten sechs Monaten, 14-tägigen im siebten und wöchentlichen ab dem achten Schwangerschaftsmonat auf.

Weitere ähnliche Äußerungen markieren den Anschluß der medizinischen Versorgung an die Entwicklung der sozialen Schwangerenfürsorge. Die 22. Tagung der Deutschen Gesellschaft für Gynäkologie 1931 ist Forum für die Propagierung einer sozialen und medizinischen Schwangerenfürsorge. Einerseits wird gefordert, daß die Reichsversicherungsordnung auch Frauen mit einem regelrechten Verlauf der Schwangerschaft ärztliche Hilfe gewähren soll. Andererseits zeigt sich aber eine auch im Ausland sehr verbreitete Kritik an der Effektivität der Schwangerenvorsorge bei der Verhinderung der Eklampsie und des Eklampsismus. SELLHEIM und ROTT hatten vorher (20) die Notwendigkeit systematischer Fürsorge gefordert. Der Ausdruck "Schwangerenberatung" wird von den Referenten des Zentralblattes in der Mitte der 30er Jahre zuerst erwähnt.

3.1.1.4 Hausgeburt und Anstaltsgeburt

Das Prinzip "Prognostik" wurde in dem hier betrachteten Zeitraum zuerst und vor allem an einer Frage erörtert, die heute wiederum unter ganz anderen Vorzeichen Bedeutung erlangt hat. DÜHRSSEN hatte 1919 (21) aus der Erfahrung in geburtshilflichen Ambulatorien (Eigeneinrichtungen der gesetzlichen Krankenversicherung) von der "chirurgischen Ära" der Geburtshilfe gesprochen und sich 1922 (22) unter dem Hinweis auf den später nach ihm benannten Beckenboden-Weichteilschnitt für die Anstaltsentbindung ausgesprochen. Danach hatte HIRSCH 1927 auf dem Leipziger Kongreß der Deutschen Gynäkologischen Gesellschaft unter der Erkenntnis einer zunehmenden Bedeutung der Asepsis und dem Eindruck der erweiterten Möglichkeiten bei der Indikation zum Kaiserschnitt eine "Arbeitsteilung der Geburtshilfe in häuslich-normale und klinisch-operative" (23) vorgeschlagen. Diese Initiative begründete in der Gemeinschaft der wissenschaftlich tätigen Frauenärzte einen Streit, der für viele Jahre unter dem Stichwort "Neuordnung der Geburtshilfe" in Verbindung mit dem Namen und der Person von Max HIRSCH geführt wurde. In bezug auf die "Risikoprognostik" schreibt HIRSCH: "Es muß dafür Sorge getragen werden, daß jeder geburtshilfliche Fall, in welchem die Notwendigkeit operativer Entbindung von Anfang an vorliegt oder im Laufe der Geburt eintritt, rechtzeitig und keimfrei der klinischen Behandlung zugeführt wird" (24). Seine Gegner sahen sich veranlaßt, zunächst einmal die operative Hausgeburt zu verteidigen. WINTER in Königsberg stützte sich auf das Ergebnis eines Aufrufes an ungefähr 450 geburtshilflich tätige niedergelassene Ärzte, von denen 119 ihre Resultate mitteilten (25). Das seinerzeit als günstig bewertete Ergebnis dieser Befragung schien für die Beibehaltung einer operativen Hausgeburtshilfe zu sprechen. Es ließ sich aber leicht mit dem Argument erschüttern, daß nur die erfolgreichen Ärzte geantwortet hätten. Aber auch veröffentlichte Statistiken, deren Quellen Hebammenbücher waren, belegten günstige Ergebnisse bei Hausgeburten. FAHLBUSCH berichtete über 81 175 Hausgeburten im Regierungsbezirk Lüneburg und schloß, daß es keinen Grund gäbe, dem praktischen Arzt die operative Geburtshilfe zu nehmen (26).

Obwohl die Argumente von HIRSCH nie vorbehaltlos anerkannt wurden, ist schließlich doch einer Trennung zwischen hausgeburtshilflich Möglichem und den Indikationen zur absolut notwendigen Anstaltsgeburt zugestimmt worden. HIRSCH hat durchaus die Schwierigkeiten gesehen, richtige prognostische Entscheidungen zu treffen, wenn er wiederholt auf die "überaus verantwortungsvolle diagnostische und prognostische Aufgabe (des Praktikers)" hinweist und zugleich fordert, daß "... eine Art Nothilfe bei plötzlichen Unglücksfällen in der Geburt geschaffen werden (muß)" (27). Eine "Behelfsgeburtshilfe" sollte durch Medikamente eine Überbrükkung bis zur Verlegung in eine der nach geburtshilflichen Möglichkeiten gestaffelten Abteilungen bewirken. HIRSCH bot weniger durch die Inauguration einer Strategie gegen das Risiko seinen Gegnern Angriffsmöglichkeiten, als vielmehr durch seine Forderung, die Indikation zum Kaiserschnitt zu erweitern. Soweit erkennbar, stand diese Forderung eher im Hintergrund der Neuordnung. Sie gründete sich auf die Ansicht, eine Reihe geburtshilflich desolater Situationen mit dem Kaiserschnitt beherrschen zu können: die Notwendigkeit der Tötung des Kindes unter der Geburt, um das Leben der Mutter zu retten, drohende Uterusruptur, Vorfall der Nabelschnur. Die Kaiserschnittfrequenz lag damals bei 2,6% aller Entbindungen, und die Letalität dieses Eingriffs betrug 4%. Es ist offensichtlich, daß HIRSCH möglicherweise der weiteren Entwicklung - besonders auf dem Gebiet der Anästhesie - mit dem Verlangen nach Erweiterung der Kaiserschnittindikation vorgegriffen hat. Wesentlich an seinen Vorschlägen ist jedenfalls, daß er die Idee der Risikoschwangerschaft zunächst in bezug auf den Geburtsvorgang entwickelt hat. Es sind von ihm Erfordernisse der Ausbildung und organisatorische Maßnahmen zur Durchführung des Konzeptes genannt worden. Die weitere Entwicklung des Risikokonzeptes war gebunden an die zunehmenden Erfolge bei der Behandlung spezifischer Krankheitsbilder wie Blutgruppenunverträglichkeit oder Diabetes mellitus der Mutter.

3.1.1.5 Hebammen und Ärzte

Beispielhaft für die weitere Entwicklung der "prognostischen Idee" scheint uns die Auseinandersetzung zwischen der Leiterin der Reichsfachschaft Deutscher Hebammen CONTI (28) und v. OETTINGEN (29), dem Direktor der Städtischen Frauenklinik in Wiesbaden, zu sein. Frau CONTI knüpfte in einer Veröffentlichung im Deutschen Ärzteblatt von 1934 über "Die Bedeutung der Hausentbindungen" an die von HIRSCH ausgelöste Diskussion an. Während zu seiner Zeit sich unter den Ärzten der Streit an der Frage entzündet hatte, ob eine operative Geburtshilfe im Privathaus vertretbar sei oder nicht, ging es jetzt darum, die Hausgeburtshilfe gegenüber dem Ziel der ausschließlichen Anstaltsentbindungen zu rechtfertigen. Es darf nicht verwundern, daß die Kontrahenten bei dieser Auseinandersetzung aus den gleichen Quellen schöpften. Sie liegen einmal in einer nicht differenzierenden Interpretation verschieden zu bewertender Statistiken, in der Auswahl unterschiedlicher Beispiele etwa, für die Beschreibung der hygienischen Möglichkeiten im Privathaus, und desgleichen in der Heranziehung unterschiedlicher sozialer Situationen, die einmal die Hausentbindung, ein anderes Mal die Anstaltsentbindung zu erfordern schienen. So argumentierte Frau CONTI mit geringeren Infektionsmöglichkeiten der isoliert zu Hause Kreißenden gegenüber der Frau, die im Krankenhaus entbindet (30). V. OETTINGEN führt demgegenüber an, daß im Kreißsaal über klinikinterne organisatorische Maßnahmen aseptische Verhältnisse aufrechterhalten werden (31). Und während Frau CONTI mit einem Hinweis auf die familienbildenden Wirkungen des gemeinsamen Geburtserlebnisses die soziale und gesundheitliche Vorsorge der Familie fördern wollte (32), sah v. OETTINGEN in den sozialen Verhältnissen eine Indikation für die Anstaltsentbindung (32): enge Wohnverhältnisse zu Hause, fehlende Hilfe im Wochenbett usf.

Leider ist durch die Verquickung der medizinischen Kontroverse mit der "Hebammenfrage" der Gedanke einer nach der individuellen Situation der Schwangeren differenzierenden Entscheidung über den Entbindungsort erneut behindert worden. Das gilt nicht für die Schwangere mit spezifischen Krankheiten, aber für den Großteil der schwangeren Frauen überhaupt. Bei beiden Kontrahenten ist zudem nachzulesen, daß die Entwicklung von der Hausgeburt weg keineswegs eindeutig zum Wohle der Mütter ablief, weil "kleine und kleinste Entbindungsheime" (34) ebensowenig eine medizinisch genügend qualifizierte Hilfe garantieren konnten. Auch heute weisen einige Untersuchungen (35, 36) darauf hin, daß das Risikokonzept nicht ausreichend verwirklicht ist, obwohl es seit 1974 in den Mutterschaftsrichtlinien festgeschrieben ist. Eine dem Risiko der Schwangeren angemessene Zuweisung findet nicht statt.

Im vorausgegangenen ist zur Schwangerenberatung nur ein Teil aus einem größeren Zusammehang beschrieben worden. Es wurde versucht, die Zunahme des ärztlichen Anteils an der Schwangerenberatung deutlich zu machen. Dieser berücksichtigt vornehmlich körperliche Befunde und Ereignisse. Mit dem Vorherrschen der Klinikentbindung trat die soziale Schwangerenberatung, deren Feld der Lebenszusammenhang der Schwangeren ist, zum Nachteil auch der medizinischen Erfolge in den Hintergrund. Ziel zukünftiger Forschung auf diesem Gebiet sollte es sein, die praktischen Folgerungen aus dem Risikokonzept nicht nur weiterzudenken, sondern sie auch durchzusetzen.

3.1.2 Prävention von Risiken und Früherkennung von Krankheiten als Ziele der Schwangerenvorsorge

Die Strategie der medizinischen Vorsorge in der Schwangerschaft besteht in einer möglichst dichten Folge von Untersuchungen u.a. mit dem Ziel, Krankheitszeichen frühzeitig zu entdecken und die zugrundeliegende Störung rechtzeitig zu beseitigen oder zumindest zu überwachen. In Abschnitt 3.1.3 werden die weiteren Zielsetzungen, die in den Mutterschaftsrichtlinien gesetzt sind, ausgeführt. Bevor nun versucht wird, die in den Richtlinien festgelegten diagnostischen und therapeutischen Maßnahmen zu Störungen in der Schwangerschaft in Beziehung zu setzen, soll zumindest hingewiesen werden auf die Unterbewertung ärztlicher Beratung in der Schwangerschaft, wie sie - an nachrangiger Stelle - im Abschnitt F der Richtlinien zum Ausdruck kommt. Im Gegensatz hierzu kann die Bedeutung von ausführlichen Beratungen, die sich an der Familien-, Eigen-, Arbeits- und Sozialanamnese orientieren, für den Verlauf der Schwangerschaft unseres Erachtens gar nicht hoch genug angesetzt werden.

3.1.2.1 Ärztliches Vorgehen in der ambulanten Schwangerenvorsorge in den verschiedenen Abschnitten der Schwangerschaft

Im ersten Trimenon:

Die Erstuntersuchung verlangt - wie erwähnt - die Erhebung der Anamnese mit den Teilen der Familien- und Eigenanamnese, frühere Schwangerschaften und eine Arbeits- und Sozialanamnese.

Bei der gynäkologischen vaginalen Untersuchung sollen Größe, Lage und Beschaffenheit des Uterus (sog. 'unsichere Schwangerschaftszeichen') festgestellt werden. Eine - sichere - Feststellung der Schwangerschaft aufgrund eines immunologischen Tests setzt eine medizinische Indikation voraus.

Wichtig ist die Messung des arteriellen Blutdrucks, damit zur Erkennung eines beginnenden Schwangerschaftshochdrucks Ausgangswerte vorhanden sind. Das gleiche gilt für die Feststellung des Körpergewichts, wobei hier als Beobachtungsgrößen einerseits die gesamte Gewichtszunahme und andererseits die wöchentliche Zunahme von Bedeutung sind.

Nach Sistieren der Regelblutung und Sicherung der Diagnose '(Früh-) Schwangerschaft' werden eine Reihe von Maßnahmen und Leistungen erwartet, die als Basisuntersuchungen für die gesamte Schwangerschaft gelten können. Hierzu gehören serologische Untersuchungen zum Ausschluß einer floriden Lues, der Nachweis von Röteln-Antikörpern zur Sicherung einer eventuellen frischen Infektion und die in den Anfängen der Schwangerenvorsorge nach dem zweiten Weltkrieg für besonders wichtig erachtete Bestimmung der Blutgruppe. Damals war die Bestimmung der Blutgruppe schwierig und zeitaufwendig, und es sollten vor allem Vorkehrungen für eine eventuell notwendig werdende Bluttransfusion (Placenta praevia) getroffen werden (37).

Die Laborleistungen umfassen außerdem die mikroskopische Untersuchung des Harnsediments (ggf. mit Ansetzen einer Urinkultur) und Tests, die die Ausscheidung von Zucker und Eiweiß betreffen, sowie die Bestimmung des 'kleinen Blutbildes', d.h. Hämoglobingehalt, Leukozyten- und Erythrozytenanzahl.

In den Mutterschaftsrichtlinien von 1974 ist die Zählung der Erythrozyten nur bei einem Hb von weniger als 11,2 g/100 ml = 70 % vorgesehen. Die Zählung der Leukozyten ist nicht in diese Bestimmungen aufgenommen.

Im zweiten Trimenon:

In den bereits genannten Abständen von vier Wochen folgen jetzt Harnuntersuchung, Blutdruckmessung und Körpergewichtsbestimmung in der gleichen Weise. Die Hämoglobinbestimmung ist im Regelfall nicht vorgesehen.

Die Kontrolle der Entwicklung der Schwangerschaft selbst wird durch die 'äußere Untersuchung' gewährleistet: Feststellung der Größe der Gebärmutter und der Lage des Kindes, Kontrolle der kindlichen Herztöne. Nur in seltenen Fällen ist zusätzlich die Untersuchung von der Scheide aus notwendig.

Im dritten Trimenon:

Mit Fortschreiten der Schwangerschaft ergibt sich im letzten Trimenon zunehmend die Notwendigkeit einer sorgfältigen Durchführung der Grunduntersuchungen. Die Lage des Kindes ist leichter zu bestimmen. Außer einer Lokalisation des kindlichen Rückens (I. Lage = linke Seite der Mutter, II. Lage = rechte Seite der Mutter) muß die 'Beziehung des kindlichen Kopfes zum mütterlichen Becken' geschätzt werden. Bei Erstgebärenden tritt der Kopf vier Wochen vor der Entbindung tiefer in das kleine Bekken, und der Leib senkt sich. Die Fixierung des kindlichen Kopfes im kleinen Becken bedeutet im allgemeinen, daß die Entbindung bevorsteht.

3.1.2.2 Störungen und Krankheiten in der Schwangerschaft

Anämie:

In einem größeren modernen Lehrbuch der Geburtshilfe findet sich der Satz, daß leichte Anämieformen während der Schwangerschaft so häufig sind, daß man sie bisher fast als physiologisch (normal) angesehen hat (38). Eine mit der Schwangerschaft einhergehende Vermehrung des Plasmavolumens führt zur Verringerung der Konzentration der zellulären Elemente. Trotzdem besteht neuerdings die Ansicht, daß bei ausreichenden Eisenreserven im Körper ein Hämoglobinwert von 12 g/100 ml nicht wesentlich unterschritten wird. Aus diesem Grund werden Farbstoffkonzentrationen unterhalb eines Grenzwertes, der zwischen 11 und 12 g/100 ml liegt, als Eisenmangelanämie interpretiert und behandelt. Schwere Anämieformen (unter 9 g/100 ml) sind selten und haben eine spezielle Genese (39). Die Auswirkungen der Anämie auf den Verlauf der Schwangerschft sind vielfältig: Eine unbehandelte Anämie erhöt das Risiko einer Toxikose, einer Pyelonephritis, von Untergewichtigkeit der Neugeborenen und einer erhöhten perinatalen Mortalität.

In diesem Zusammenhang ist der Blutverlust in der Schwangerschaft eine weitere Ursache für die Anämie. Wenn Blutungen in der Frühschwangerschaft auftreten, kann die Ursache in einer bevorstehenden oder drohenden Frühgeburt liegen. Aber auch Blutungen aus der Schleimhaut des Gebärmutterhalses oder des Gebärmuttermundes können eine Anämie begründen. Beide Arten von Blutungen müßten allerdings eine längere Zeit bestehen, wenn daraus erniedrigte Hb-Werte im Sinne einer Anämie resultieren sollten. Für die Mitte der Schwangerschaft ist diese zuletzt genannte Ursache der Anämie nicht wahrscheinlich, es sei denn, es handele sich um Anzeichen eines sogenannten 'Spätaborts'.

Für den letzten Teil der Schwangerschaft gilt als vorrangige Ursache von Blutungen und als Zeichen höchster Gefährdung eine an atypischer Stelle angewachsene Plazenta. Hier kann der Blutverlust sowohl über lange Zeit minimal sein als auch plötzlich intensiv und lebensbedrohend.

Pyelitis:

Obwohl die Nierenbeckenentzündung (Pyelitis gravidarum) nur in etwa 2 % der Schwangerschaften auftritt, kann sie für den Verlauf der Schwangerschaft und für die Gesundheit der Frau insgesamt bestimmend sein. Eine Nierenbeckenentzündung kann symptomlos verlaufen; sie wird begünstigt durch eine im Röntgenbild darstellbare Weitstellung der Harnleiter vom Beginn der Schwangerschaft an bis zu ihrem Ende. Diese Harnleiterdilatation hat hormonale Ursachen und ist wohl kaum mechanisch bedingt, wie man früher annahm. Da die Pyelitis leicht auch auf das eigentliche Nierengewebe übergreift und so zur Pyelonephritis wird, besteht ein plausibler Zusammenhang zur Toxikose (Gestose). Dieser Zusammenhang wird jedoch unterschiedlich gewertet. Das Gleiche gilt für den Zusammenhang Pyelonephritis und Frühgeburt. Infekte bewirken durch die toxische Hemmung des Knochenmarks eine Anämie. Das gleichzeitige Auftreten einer Anämie bei symptomloser Bakteriurie verstärkt daher den Verdacht auf eine bestehende Erkrankung in diesem Bereich.

Toxikose (Schwangerschaftsvergiftung, EPH-Gestose, Spätgestose, Präeklampsie):

Dieses in seiner Genese noch ungeklärte Krankheitsbild wird aufgrund von drei Symptomen diagnostiziert: Arterieller Bluthochdruck, Wasserretention im Körper (übermäßige Gewichtszunahme, Ödeme) und Eiweiß im Urin. Zwei der drei Symptome sind für die Krankheit bereits kennzeichnend, während ein einzelnes "zwar diagnostische Aufmerksamkeit erfordert, aber nicht als Basis für das Syndrom gilt" (40).

Epidemiologie der Gestose: Es gibt örtliche und zeitliche Unterschiede in der Häufigkeit des Auftretens der Spätgestose. Sie liegen zwischen 3 % und 20 % (41). Vorstellungen hinsichtlich der 'Ätiologie' beziehen sich manchmal auf klimatische Verhältnisse, auf Ernährungsverhältnisse, zuweilen auch auf das 'durchschnittliche Blutdruckniveau' im Zusammenhang mit der Pathogenese der Spätgestose. Besonders die beiden letzten Faktoren 'unzureichende oder unausgewogene Ernährung' und 'durchschnittlich hoher Blutdruck' lassen die Vermutung zu, daß auch psychosoziale Einflüsse bei der Genese der Gestose eine wichtige Rolle spielen. Ausdrücklich haben LAMM und Mitarbeiter auf diesen Umstand hingewiesen und in solchen Fällen geraten, von der Möglichkeit der Krankschreibung Gebrauch zu machen (42). Wie erwähnt, tritt in einem Teil der Fälle die Spätgestose als Folge einer vorher bestehenden Nierenschädigung auf. Ein Zeichen dafür kann eine Erhöhung des diastolischen Blutdrucks sein. Damit wird erneut der Zusammenhang verschiedener schwangerschaftsbezogener Erkrankungen betont.

Die Prognose der Spätgestose richtet sich - so eine Auswertung von Daten der DFG-Studie - nach der Symptomkombination. Proteinurie und Ödeme allein haben hiernach keinen nachweisbaren Einfluß auf den Zustand des Kindes nach der Geburt. Hypertonie zusammen mit oder auch ohne die beiden anderen Symptome zeigt eine gleich hohe Gefährdung an (43).

3.1.3 Aktueller rechtlicher Rahmen der Schwangerenvorsorge

Nach den Mutterschaftsrichtlinien in der Fassung vom 16.12.1974 (44) umfaßt die ärztliche Betreuung in der Schwangerschaft die folgenden ärztlichen Maßnahmen:

- o Untersuchungen zum Zweck der Feststellung der Schwangerschaft sowie Untersuchungen und Beratungen während der Schwangerschaft,
- o frühzeitige Erkennung und besondere Überwachung von Risikoschwangerschaften: amnioskopische und kardiotokographische Untersuchungen, Ultraschalldiagnostik, Fruchtwasseruntersuchungen usw.,
- o serologische Untersuchungen auf Infektionen wie Lues, Röteln sowie bei begründetem Verdacht auf Toxoplasmose oder andere latente Infektioonen und blutgruppenserologische Untersuchungen während der Schwangerschaft,
- o blutgruppenserologische Untersuchungen nach Geburt oder Fehlgeburt und Anti-D-Immunglobulin-Prophylaxe,
- o Untersuchungen und Beratungen der Wöchnerin,
- o medikamentöse Maßnahmen sowie Verordnung von Verband- und Heilmitteln,
- o Aufzeichnungen und Bescheinigungen.

Die 'Erstuntersuchung nach Feststellung der Schwangerschaft' soll möglichst frühzeitig erfolgen und eine ausführliche medizinische, soziale und berufliche Anamnese enthalten. Ein immunologischer Nachweis der Schwangerschaft bedarf einer medizinischen Indikation. Außer einer allgemeinen und gynäkologischen Untersuchung sollen eine Urin-Untersuchung und eine Bestimmung des Hämoglobin-Werts durchgeführt werden. Diese Laborleistungen sind in der Erstuntersuchung enthalten, die pro Schwangerschaft nur einmal abgerechnet werden kann. Bei allen späteren Untersuchungen sind Urin- und Hb-Untersuchungen getrennt anrechnungsfähig.

Die nachfolgenden Untersuchungen sollen, unabhängig von der Behandlung von Beschwerden und Krankheitserscheinungen, die auf Krankenschein abgerechnet wird, im allgemeinen im Abstand von vier Wochen, in den letzten beiden Schwangerschaftsmonaten von zwei Wochen, stattfinden. Sie umfassen Gewichtskontrolle, Blutdruckmessung, Urin-Untersuchung, Hämoglobinbestimmung (im allgemeinen ab dem sechsten Monat, falls bei der Erstuntersuchung normal), ggf. Zählung der Erythrozyten, Kontrolle des Stands der Gebärmutter und der kindlichen Herzaktionen sowie die Feststellung der Lage des Kindes.

In der Fassung von 1974 wird erstmalig Risikogesichtspunkten in der Schwangerschaft ausdrücklich Aufmerksamkeit gewidmet: "Vorrangiges Ziel der ärztlichen Schwangerenvorsorge muß die frühzeitige Erkennung von Risikoschwangerschaften und Risikogeburten sein" (45). Gleichzeitig wurde der Katalog der im Falle von Risiken durchzuführenden diagnostischen

Leistungen gegenüber der vorherigen Fassung von 1971 (46) erheblich erweitert und konkretisiert. Erwähnt werden im Falle festgestellter Risiken Ultraschalluntersuchungen, kardiotokographische Untersuchungen, Amnioskopien, Fruchtwasseruntersuchungen und Hormonanalysen. Gleichzeitig wird der Arzt verpflichtet, nur dann Risikoschwangere selbst zu betreuen, wenn er die ersten vier der oben genannten diagnostischen Leistungen in eigener Praxis durchführen oder veranlassen kann.

Der Begriff der 'Risikoschwangerschaft' wird in der Fassung von 1974 im Gegensatz zu den früheren Fassungen hinsichtlich anamnestischer und durch Befunde zu sichernder Risiken präzise umschrieben. Neben medizinisch-anamnestischen Risiken (z.B. schweren Allgemeinerkrankungen, früheren Schwangerschafts- oder Geburtskomplikationen), Risikobefunden der jetzigen Schwangerschaft (z.B. EPH-Gestose, Diabetes mellitus, Blutungen, drohende Frühgeburt, Mehrlinge) sind auch nicht primär medizinische Risikomerkmale wie 'Erstgebärende unter 16 Jahren oder über 34 Jahre' oder 'Mehrgebärende über 40 Jahre' angegeben.

Bei _jeder_ schwangeren Frau sollen außerdem möglichst früh folgende serologische Untersuchungen durchgeführt werden:

- o Lues-Suchreaktion, bei positivem Befund weitere Untersuchungen auf Lues,
- o ein Test auf Röteln-Antikörper (Röteln-Hämagglutinations-Hemmtest), sofern kein eindeutiger Befund vorliegt,
- o die Bestimmung der Blutgruppe und des Rhesus-Faktors,
- o ein Antikörper-Suchtest.

Falls sich die Blutgruppe 0 ergibt oder die Frau rhesus-negativ ist, sollen weitere Untersuchungen vorgenommen werden. Bei rhesus-negativen Frauen müssen außerdem unmittelbar nach der Geburt Untersuchungen zur Bestimmung der Blutgruppe des Kindes durchgeführt werden, um durch Injektion von Anti-D-Immunglobulin eine Sensibilisierung zu verhindern.

Eine Woche nach der Entbindung sowie nach sechs bis acht Wochen sollen jeweils ärztliche Untersuchungen durchgeführt werden. Insbesondere die Abschlußuntersuchung soll in etwa die gleichen Untersuchungen umfassen wie die Vorsorgeuntersuchungen in der Schwangerschaft.

Die Verordnung von Medikamenten sowie von Verband- und Heilmitteln im Rahmen der Mutterschaftsvorsorge ist nur zulässig, wenn es sich um die Behandlung von Beschwerden handelt, die schwangerschaftsbedingt sind und noch keinen Krankheitswert haben. Vorbeugende Maßnahmen gelten nur dann als angezeigt, wenn sie nach den Regeln der ärztlichen Kunst im Einzelfall notwendig sind, um ernstliche Gefahren von Mutter und Kind abzuwenden.

Jeder Schwangeren stellt der Arzt zu Beginn der Betreuung einen Mutterpaß aus, in den alle Ergebnisse der Untersuchungen im Rahmen der ärztlichen Betreuung eingetragen werden. Blutgruppenserologische Untersuchungen sollen durch den Arzt, der diese Leistungen erbringt, in den Mutterpaß eingetragen werden. Hier besteht auch eine schriftliche Mitteilungspflicht an den behandelnden Arzt.

3.2 Überblick über die Ergebnisse der Auswertung von Mutterschaftsvorsorgescheinen

Im Rahmen der Erhebung der Mutterschaftsvorsorgescheine wurden alle diejenigen Fälle erfaßt, in denen die Betreuung nach dem 31.12.1974 begonnen und vor dem 1. 1. 1977 geendet hatte. Hinsichtlich des Endes der Betreuung orientierten wir uns im Zweifelsfall am mutmaßlichen oder tatsächlichen Entbindungstermin. Damit wurden nur diejenigen Fälle einbezogen, in denen die komplette Betreuung innerhalb von 1975 und 1976 stattgefunden hatte. Dies war bei 18.855 Frauen der Fall. Die Erfassung der "Überhänge" hätte die Aussagefähigkeit der Daten reduziert, da keine zutreffenden Berechnungen über die Betreuungsdauer oder die Häufigkeit von Leistungen je Schwangerschaft hätten angestellt werden können. Die Gesamtzahl der in den beiden untersuchten Jahren betreuten Schwangeren war also etwas höher. Die von uns erfaßten 18.855 Mutterschaftsvorsorgefälle entsprechen 113 % der im Geschäftsbericht der AOK Berlin ausgewiesenen Mutterschaftshilfefälle.

Der Statistik der Mutterschaftshilfefälle liegen die Entbindungen zugrunde, die durch die "Bescheinigung über den mutmaßlichen Tag der Entbindung" nachgewiesen werden (1). Die Differenz zu den von uns erhobenen Daten kann durch Fälle erklärt werden, die wir nach dem mutmaßlichen Termin der Entbindung einbezogen haben, bei denen es jedoch erst im darauffolgenden Jahr zur Entbindung kam, oder durch Fälle, die mit Fehlgeburt oder Schwangerschaftsabbruch vorzeitig geendet hatten. Diese Fälle werden in der Statistik der Mutterschaftshilfe nicht geführt. Darüber hinaus haben wir Vorsorgefälle von Frauen, die Leistungen nach dem Bundessozialhilfegesetz oder dem Jugendwohlfahrtsgesetz erhielten, in die Untersuchung aufgenommen. Diese Vorsorgefälle werden nicht in der Versichertenstatistik der Allgemeinen Ortskrankenkasse ausgewiesen (2).

Tabelle 2 schlüsselt die Mutterschaftshilfefälle der Allgemeinen Ortskrankenkasse Berlin für 1975 und 1976 nach dem Versichertenstatus auf.

Die von der AOK geführte Statistik der "Geschäftsergebnisse" weist eine gegenüber der Mutterschaftshilfestatistik höhere Fallzahl aus (Tabelle 3).

Tab. 1: Mutterschaftshilfefälle der AOK Berlin 1975 und 1976 (Quelle s. Anm. 1)

	1975	1976	Summe
Versicherte	6 013	4 648	10 661
Familienangehörige	2 844	2 723	5 567
Krankenvers. der Rentner	76	56	132
Summe	8 933	7 427	16 360

Zum Vergleich sind die Zahlen der von uns erhobenen Mutterschaftsvorsorgefälle aufgeführt. Die gute Übereinstimmung der offiziellen und der von uns erhobenen Daten (wobei die etwas höheren Zahlen unserer Untersuchung vermutlich durch die Abgrenzungsschwierigkeiten am Anfang und am Ende des Erhebungszeitraumes zu erklären sind) spricht dafür, daß bei der Zusammenführung der Fälle wenig Fehler aufgetreten sind. Da Fremdleistungen (Sozialhilfeberechtigte) in der Statistik der "Geschäftsergebnisse" nicht aufgeführt sind, wurden sie auch in der Tabelle unserer Zahlen nicht berücksichtigt.

Tab. 2: Mutterschaftsvorsorgefälle der AOK Berlin 1975 und 1976 im Vergleich mit den Daten der vorliegenden Untersuchung (Quelle s. Anm. 3)

	AOK Berlin 1975	AOK Berlin 1976	AOK Berlin Summe	Eigene Daten 1975/76
Versicherte	6 054	6 011	12 065	12 365
Familienangehörige	2 344	2 648	4 992	5 660
Krankenvers. der Rentner	46	60	106	68
Summe	8 444	8 719	17 163	18 093

Bezogen auf die 17.163 statistisch ausgewiesenen und abgeschlossenen Mutterschaftsvorsorgefälle haben wir 105 % erfaßt. Auch die hier bestehenden Differenzen sind mit der von uns vorgenommenen Einbeziehung von Vorsorgefällen nach dem mutmaßlichen Tag der Entbindung zu erklären.

Die von uns erhobenen 18.885 Schwangerenvorsorgefälle entsprechen 53,4 % der Geburten in Berlin (West) nach der amtlichen Berliner Bevölkerungsstatistik und nach der Geburtenstatistik des Senators für Gesundheit und Umweltschutz (4). Abbildung 1 verdeutlicht den Anteil der Schwangeren in unserer Untersuchungsgruppe an den in den zwölf Bezirken von Berlin (West) 1975 und 1976 Geborenen. Allerdings können wir nur in einem Teil der Fälle - immer dann, wenn der tatsächliche Termin der Entbindung angegeben war - feststellen, ob eine Schwangerschaft mit der Geburt eines lebenden Kindes geendet hatte. Fehlgeburten und Schwangerschaftsabbrüche haben wir nur dann als solche identifiziert, wenn es explizit auf dem Vorsorgeschein angegeben war. Dies war sehr selten der Fall (5). Insofern gibt der oben angegebene Prozentsatz nur eine grobe Orientierung. Wir können davon ausgehen, etwa die Hälfte der Schwangerschaften erfaßt zu haben, die 1975 und 1976 in Berlin mit der Geburt eines lebenden Kindes geendet hatten.

Abbildung 2 zeigt die Altersverteilung der untersuchten Frauen mit dem häufigsten Wert von 25 Jahren. 90 % der betreuten Frauen waren zwischen

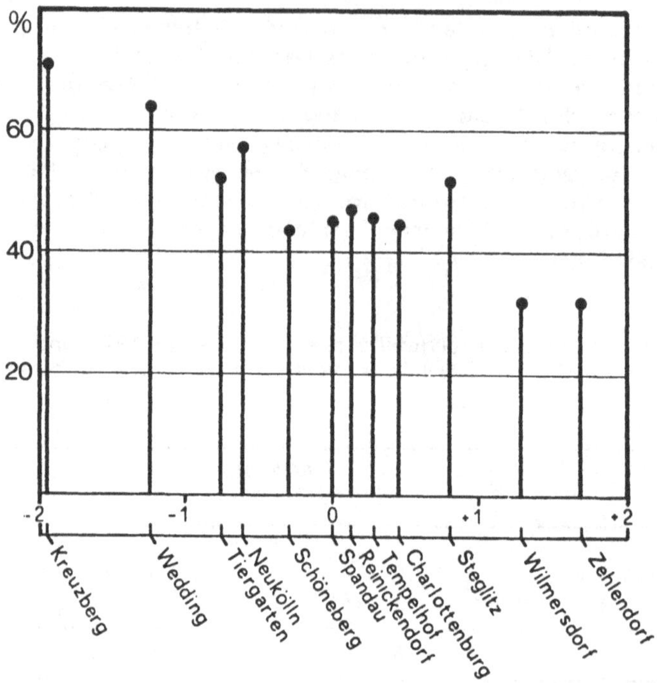

Abb. 1: Anteil der erfaßten Schwangeren an allen Entbindungen in den Verwaltungsbezirken von Berlin (West) 1975 und 1976.

18 und 35 Jahren alt, 2 % waren jünger und 8 % älter. 2 % aller Frauen waren 40 Jahre oder älter. Zum Vergleich ist in der Abbildung die Altersverteilung der Mütter aller Kinder eingetragen, die in den Jahren 1975 und 1976 in Berlin (West) geboren wurden. Unser Untersuchungskollektiv weicht in den jüngeren Altersgruppen (18 bis 22 Jahre) positiv, in den höheren (29 bis 34 Jahre) negativ vom Berliner Durchschnitt ab. Im Berliner Durchschnitt waren etwa 91 % der Mütter aller Geborenen zwischen 18 und 35 Jahre alt, 2,6 % waren jünger, 6,5 % älter, davon waren 1,4 % 40 Jahre oder älter. Die geringfügigen Unterschiede in den höheren Altersgruppen können plausibel mit sozialstrukturell bedingten Abweichungen der Geburtlichkeit der AOK-Versicherten gegenüber Versicherten in Ersatz- und Privatkassen begründet werden.

55 % der von uns erfaßten Frauen hatten die deutsche Staatsangehörigkeit, 43 % kamen aus einem der ehemaligen "Anwerbeländer" und nur 0,6 % aus Nordeuropa oder anderen Industriestaaten. 1,4 % ließen sich aufgrund des Namens nicht zuordnen oder kamen aus anderen als den genannten Staaten. Wir unterscheiden im folgenden nur zwischen deutschen und ausländischen Frauen, wobei die zweite Gruppe sich zum ganz überwiegenden Teil aus türkischen Frauen zusammensetzt (6).

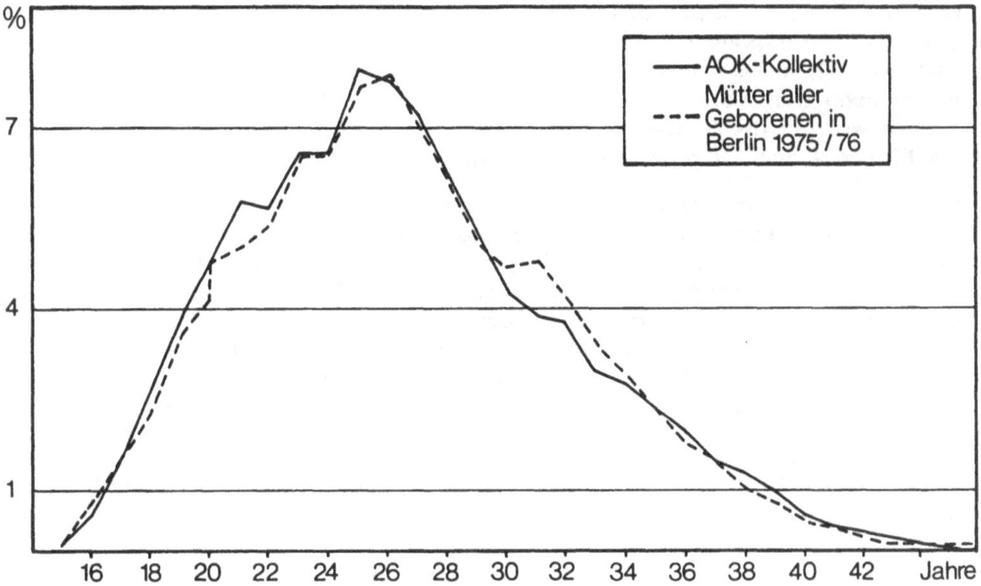

Abb. 2: Altersverteilung der untersuchten Schwangeren zum Zeitpunkt der Entbindung im Vergleich mit der Altersverteilung der Mütter aller Geborenen in Berlin (West) in den Jahren 1975 und 1976.

Ein Vergleich nach der Staatsangehörigkeit macht erhebliche Differenzen zwischen den AOK-versicherten Frauen und den Müttern aller in Berlin (West) geborenen Kinder deutlich. 71 % der 1975 und 1976 Geborenen hatten die deutsche Staatsangehörigkeit. Abweichend von der bevölkerungsstatistischen Regelung haben wir zu Vergleichszwecken die Zahl der Geborenen auf die Staatsangehörigkeit der Mütter bezogen. In 29 % der Fälle lag bei allen West-Berliner Geborenen eine ausländische Staatsangehörigkeit der Mütter vor, bei 23 %, d.h. bei 82 % aller ausländischen Mütter, betraf dies eines der ehemaligen Anwerbeländer (7). Angesichts der Tatsache, daß für Arbeiter die Allgemeine Ortskrankenkasse die primär zuständige Kasse ist, war zu erwarten, daß ein sehr hoher Prozentsatz der ausländischen Familien, insbesondere der Familien aus den Anwerbeländern, hier versichert sein würde. Tatsächlich haben wir eine Zahl von ausländischen Schwangeren erfaßt, die vier Fünfteln aller ausländischen Geborenen der untersuchten Jahre entspricht. Bezogen auf Frauen aus den Entsendeländern der ausländischen Arbeitskräfte dürfte dieser Prozentsatz noch höher sein.

Unter den betreuenden Ärzten waren 87 % Fachärzte für Frauenheilkunde und 13 % praktische Ärzte oder Ärzte für Allgemeinmedizin. Weitere Fachrichtungen wie Innere Medizin oder Chirurgie kamen nur in Einzelfällen vor (8).

68 % der Frauen waren selbst versichert, d.h. es muß ein eigenes Arbeits- oder Ausbildungsverhältnis vorgelegen haben. Der Geschäftsbericht der AOK weist hier 66 % aus (9). 30 % waren über den Ehemann - in seltenen Fällen auch den Vater - als Familienangehörige mitversichert. Bei 2 % der Frauen wurden die Kosten der Betreuung nach dem Bundessozialhilfegesetz als Fürsorge oder Jugendhilfe übernommen.

Entsprechend dem hohen Anteil ausländischer Frauen an den betreuten Schwangeren fanden wir eine charakteristische Verteilung der Wohnorte über das Stadtgebiet. Aus den vier typischen "Arbeiterbezirken" (10), die auch vorrangige Wohngebiete der ausländischen Familien sind, kamen 47 % der Frauen, aus den "mittleren" Bezirken mit heterogener Sozialstruktur 37 % und aus den südlichen Bezirken mit der günstigsten Sozialstruktur 15 % der Frauen. In Berlin (West) insgesamt wurden in den beiden untersuchten Jahren demgegenüber 41 % aller Kinder in Arbeiterbezirken, 42 % in mittleren und 17 % in südlichen Bezirken geboren.

Zur Veranschaulichung des "Index der Sozialstruktur" sind in Abbildung 3 die zwölf Verwaltungsbezirke von Berlin (West) entsprechend ihrer Zuordnung zu den drei Bezirksgruppen dargestellt. Die Kreisdiagramme zeigen den Anteil der ausländischen Bevölkerung an der Wohnbevölkerung des jeweiligen Bezirks. Die Reihenfolge der Bezirke von 1 bis 12 stellt eine mehrdimensional gewonnene Rangfolge der sozial- und infrastrukturellen Situation der Bezirke dar. Es wird aus dieser Darstellung deutlich, daß die typischen Wohngebiete der ausländischen Bevölkerung zugleich diejenigen sind, die nach ihrer Sozial- und Infrastruktur am ungünstigsten beurteilt wurden.

Abbildung 4 zeigt die Zeitpunkte aller abgerechneten Vorsorgebesuche innerhalb der jeweiligen Schwangerschaften. Etwa am 40. bis 60. Tag der Schwangerschaft wird von einem großen Teil der Frauen die Betreuung aufgenommen. Es finden dann relativ gleichmäßig Betreuungen statt bis etwa zum 210. Tag der Schwangerschaft. Etwa 6 bis 8 Wochen vor der Entbindung finden wir deutliche Anstiege - bedingt durch die in den Mutterschaftsrichtlinien empfohlene Änderung der Betreuungsfrequenz. Die Abnahme in den letzten vier Wochen vor den Entbindung ist vermutlich mit einer stärkeren Übernahme von Betreuungsfunktionen durch Kliniken zu erklären.

Abbildung 5 stellt den Beginn der Schwangerenvorsorge nach dem Alter der Frauen dar. Der häufigste Termin für den ersten Arztbesuch ist in den beiden höheren Altersklassen der 60. Tag der Schwangerschaft, bei den jungen Frauen der 100. Tag, wobei der Beginn der Schwangerschaft nach dem mutmaßlichen Termin der Entbindung minus 280 Tage berechnet wurde. Während die Verlaufskurven der 18- bis 35jährigen und der älteren Frauen sich nur wenig unterscheiden, weichen die sehr jungen Frauen (unter 18 Jahre) deutlich in Richtung auf späteren Betreuungsbeginn ab. Bis zum Ende der 12. Woche (84. Tag) hatten 49 % der 18- bis 35jährigen, 45 % der über-35jährigen, aber nur 23 % der Frauen unter 18 Jahren zum ersten Mal einen Arzt aufgesucht.

Bei den Frauen ab 18 Jahren ist in unserer Studie der Anteil derjenigen, die bis zur 12. Woche die Schwangerenvorsorge erstmalig in Anspruch genommen hatten, etwas höher als die Werte, die in der Münchner Perinatalstudie für 1975 dokumentiert sind (11), er liegt jedoch unter den Zahlen, die in dieser Studie für 1977 angegeben werden und erheblich unter denjenigen, die COLLATZ et al. 1978 für das Bundesland Bremen ermittelten (12).

Bei der von TIETZE und Mitarbeitern 1977 in Rheinland-Pfalz durchgeführten Studie zur Inanspruchnahme der Schwangerenvorsorge wurde festgestellt, daß 24 % der Frauen unter 18 Jahren bis zur 12. Woche den Arzt erstmalig aufgesucht hatten gegenüber 34 % der Frauen, die 18 Jahre oder älter waren. Die Gruppe der über-35jährigen wurde in dieser Studie nicht gesondert berücksichtigt (13).

Stark vom Durchschnitt abweichende Inanspruchnahmeraten für sehr junge Frauen sind auch der Münchner Perinatalstudie zu entnehmen. Ungefähr 34 % der unter-19jährigen Frauen, die ihr erstes oder zweites Kind erwarteten, besuchten die Vorsorge erstmalig vor dem Ende der 12. Woche. Dieser Wert ist mit den Berliner Zahlen, u.a. wegen der unterschiedlichen Altersgrenzen, nicht unmittelbar vergleichbar. Er spricht jedoch für eine etwas intensivere Inanspruchnahme durch junge Frauen in München.

Die Differenz zwischen den Altersgruppen im Versichertenkollektiv wird noch deutlicher, wenn man als Grenze die 14. Woche annimmt: 57 % der 18- bis 35jährigen, 52 % der Frauen über 35 und nur 26 % der Frauen unter 18 Jahren hatten bis zu diesem Zeitraum erstmalig die Schwangerenvorsorge aufgesucht.

In Bremen hatten 1978 fast 74 % der Frauen bis zur 14. Schwangerschaftswoche die Vorsorgeangebote in Anspruch genommen. In Rheinland-Pfalz hatten bis zur 16. Schwangerschaftswoche 48 % der Jugendlichen und 54 % der Frauen ab 18 Jahren den Arzt mindestens einmal aufgesucht (14).

Am Ende der 20. Schwangerschaftswoche (am 140. Tag) hatten in unserer Studie 77 % der Frauen zwischen 18 und 35 Jahren, 74 % der älteren, aber nur 51 % der sehr jungen Frauen mindestens einmal einen Arzt zur Vorsorge aufgesucht. In der Münchner Perinatalstudie betragen die Vergleichszahlen für unter-19-jährige Erstgebärende 75 %, für Zweitgebärende unter 19 Jahre 69 %.

In den letzten drei Monaten der Schwangerschaft kamen in unserer Studie 11 % der Frauen zwischen 18 und 35 Jahren, 10 % derer über 35 Jahren und immerhin noch 24 % der Frauen unter 18 Jahren erstmals zur Betreuung. Auch hier sprechen die Zahlen der Münchner Perinatalstudie - wenn auch nur unter Vorbehalten vergleichbar - für eine frühere Erst-Inanspruchnahme der Schwangerenvorsorge in der Untersuchungsregion der Münchner Studie.

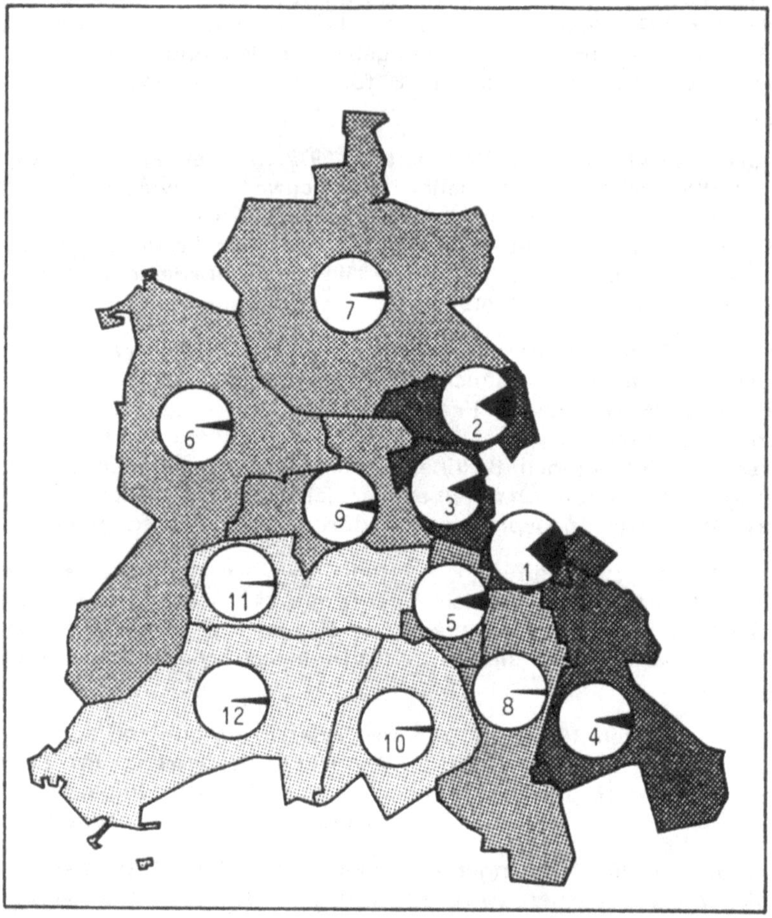

Abb. 3: Anteil der ausländischen Bevölkerung an der Wohnbevölkerung der Verwaltungsbezirke von Berlin (West)

Dunkles Raster: "Arbeiterbezirke"; mittleres Raster: "mittlere" Bezirke; helles Raster: "südliche" Bezirke.

Numerierung entsprechend dem "Index zur Sozialstruktur der Berliner Bezirke": (1) Kreuzberg, (2) Wedding, (3) Tiergarten, (4) Neukölln, (5) Schöneberg, (6) Spandau, (7) Reinickendorf, (8) Tempelhof, (9) Charlottenburg, (10) Steglitz, (11) Wilmersdorf, (12) Zehlendorf.

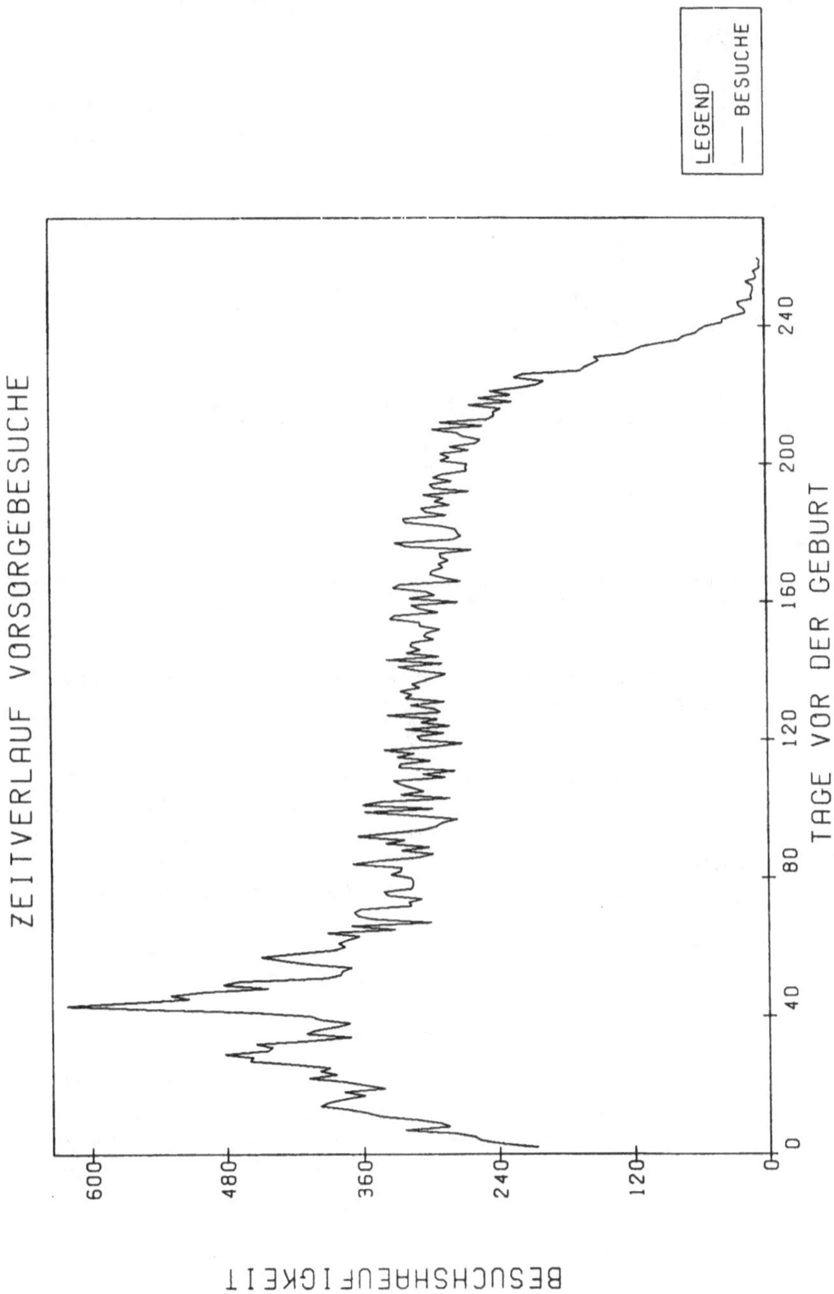

Abb. 4: Zeitpunkte der Vorsorgebesuche im Verlauf der Schwangerschaft

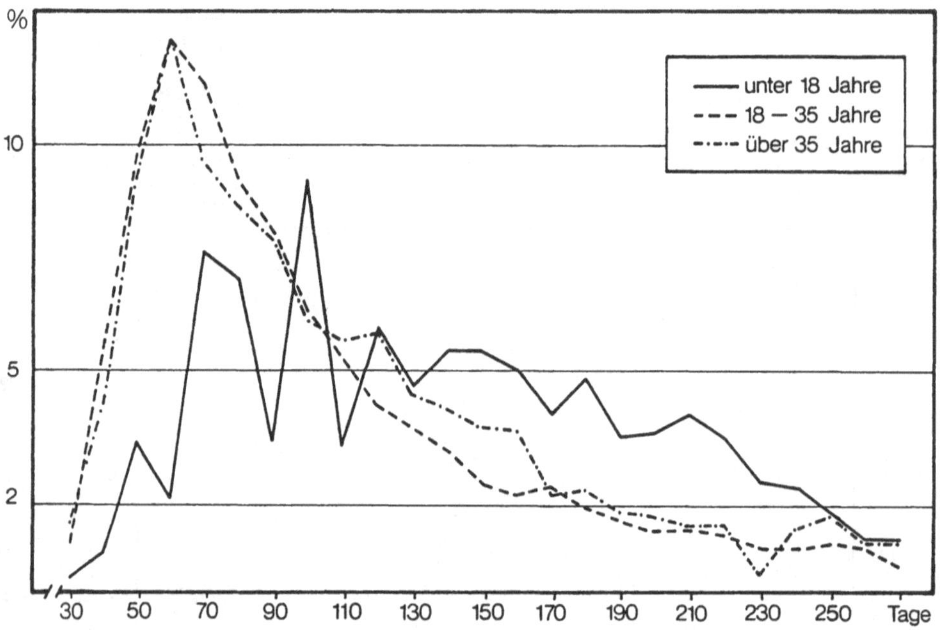

Abb. 5: Zeitpunkt der ersten Betreuung in der Schwangerschaft nach dem Alter der Frauen.

In Berlin können neben der Schwangerenvorsorge durch niedergelassene Ärzte auch Angebote der Vorsorge im öffentlichen Gesundheitsdienst oder ambulant in Kliniken genutzt werden. In bestimmten Regionen der Stadt ist dies in erheblichem Umfang der Fall (15). Nach unseren Erfahrungen eher selten dürfte eine ausschließliche Nutzung der klinischen oder öffentlichen Angebote sein. Zudem beziehen sich die Angebote von Kliniken und Öffentlichem Gesundheitsdienst eher auf die späte Schwangerschaft, so daß anzunehmen ist, daß eine Erstbetreuung und eine alleinige Nutzung der Vorsorge dort eher selten vorkommt. Dieser Bereich bleibt - wie erwähnt - wegen der anderen Modalitäten der Finanzierung unberücksichtigt.

Weniger deutlich als bei der Betrachtung der Altersgruppen stellen sich die Differenzen hinsichtlich der Frühzeitigkeit des Betreuungsbeginns beim Vergleich der zu Gruppen zusammengefaßten Verwaltungsbezirke der Wohnorte der Frauen dar (Abb. 6). Während zwischen mittleren und südlichen Bezirken kaum ein Unterschied besteht, fanden wir in den "Arbeiterbezirken" eine Tendenz zu späteren Inanspruchnahme: Bis zum Ende des dritten Schwangerschaftsmonats hatten 51 % der Frauen in den südlichen Bezirken, 47 % derer in den mittleren, aber nur 40 % der Frauen in den "Arbeiterbezirken" die erste Vorsorgeuntersuchung in Anspruch genommen.

Bis zur 14. Woche (98. Tag) waren dies 52 % der Frauen aus den Arbeiterbezirken und 60 bzw. 61 % derer aus den anderen Bezirken. Auch bei der sehr späten Erstinanspruchnahme sind die Frauen aus den Arbeiterbezirken überrepräsentiert.

Interpretiert man die regionalen Differenzen als Ausdruck unterschiedlicher sozialer Schichtung der Bevölkerung in den Bezirken - wie man es in Berlin in seiner historisch gewachsenen und auch durch Sanierungs- und Mobilitätsprozesse bis in die frühen 70er Jahre kaum nivellierten Regionalstruktur sicherlich tun kann - so ergeben sich Vergleichsmöglichkeiten zu Studien, die den Sozialstatus der Frauen erhoben haben. In der Münchner Perinatalstudie ergaben sich deutliche sozialstrukturelle Differenzen hinsichtlich des Beginns der Betreuung (16). COLLATZ et al. verdeutlichen diese Differenzen besonders eindrucksvoll bei Frauen, die auf Sozialhilfe angewiesen sind (17).

In der Untersuchung in Rheinland-Pfalz wurde die Schulbildung der Frau als Grundlage der Bildung von sozialen Schichten gewählt. Frauen mit abgeschlossener oder nicht abgeschlossener Hauptschulausbildung hatten bis zur 16. Schwangerschaftswoche zu 53 % den Arzt zum ersten Mal aufgesucht, Frauen mit höheren Schulabschlüssen zu 66 % (18).

Die bekannte Tatsache, daß Frauen, die nicht ihr erstes Kind erwarten, eher später die Schwangerenvorsorge aufsuchen, können wir bestätigen (Abb. 7). Den Angaben der Laborscheine war die relativ grobe Unterscheidung in Erst- und Mehrgebärende zu entnehmen.

Von den Erstgebärenden nahmen 55,3 % die Vorsorgeuntersuchungen bereits innerhalb der ersten 3 Monate (bis zum 84. Tag) in Anspruch gegenüber 41,1 % der Mehrgebärenden. Bis zur 14. Woche, die auch hier die Schnittlinie beider Kurven markiert, nahmen 70 % der Erst- und 57 % der Mehrgebärenden erstmalig an Vorsorgeuntersuchungen teil.

Die Inanspruchnahme innerhalb der ersten drei Monate ist bei Erstgebärenden in der Münchner Perinatalstudie mit 55,6 % nahezu identisch mit unseren Daten, während die Inanspruchnahme innerhalb dieses Zeitraums bei Frauen, die ihr zweites oder drittes Kind erwarten, um fast 10 % höher ist als bei der Versicherten der AOK Berlin. Für die Zeit bis zur 14. Woche können aus der Münchner Studie keine Vergleichswerte berechnet werden. Bis zur 16. Woche waren in Rheinland-Pfalz 62 % der Erst- und 50 % der Mehrgebärenden mindestens einmal zur Schwangerenvorsorge gekommen (19).

Daß der Zeitpunkt in der Schwangerschaft, zu dem erstmalig ein Arzt aufgesucht wird, offenbar nicht allein von der Entscheidung der schwangeren Frau abhängt, verdeutlicht Abbildung 8.

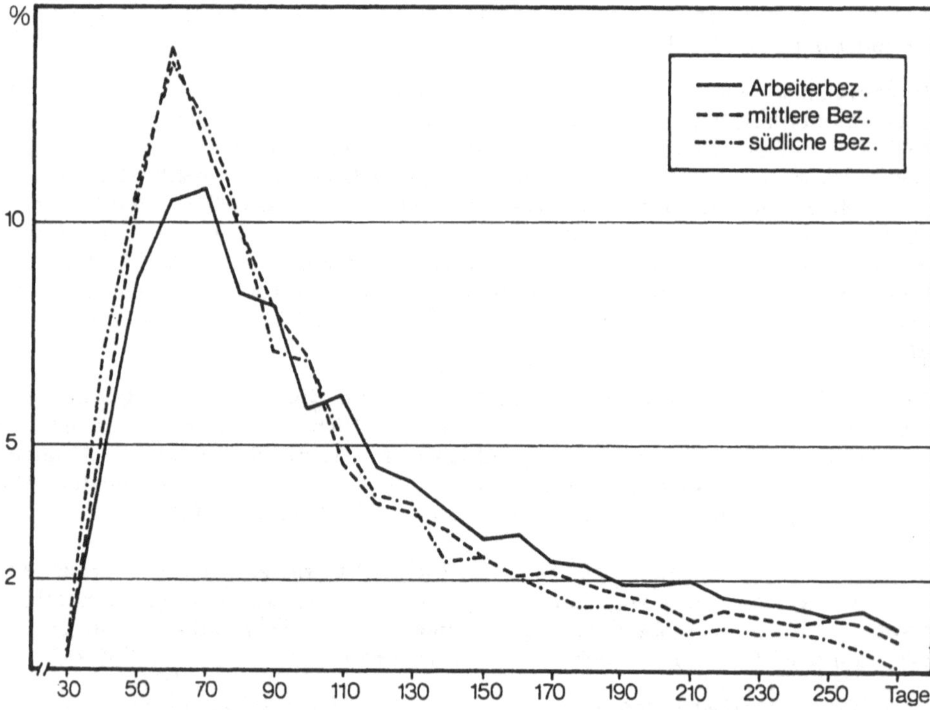

Abb. 6: Zeitpunkt der ersten Betreuung in der Schwangerschaft nach dem Wohnort der Frauen

Zu Beginn jedes Kalenderquartals finden sich deutliche Anstiege der Erstbesuche, während jeweils im dritten Monat jedes Quartals die niedrigsten Werte zu beobachten sind. Dies gilt annähernd unabhängig von der Betreuungsdauer.* Die charakteristischen Zacken zu Beginn jedes Kalendervierteljahrs können auf zwei Wegen zustande gekommen sein: Einerseits ist es möglich, daß viele Frauen in Unkenntnis der Modalitäten bei der Ausstellung eines Mutterschaftsvorsorgescheins mit dem Arztbesuch bis zum Beginn eines Kalenderquartals warten, um einen neuen Schein zur Verfügung zu haben. Falls im laufenden Quartal bereits ein anderer Arzt in

* Die Werte ab Juni 1976 können allerdings nicht mehr sinnvoll interpretiert werden, da hier nur solche Fälle neu aufgenommen wurden, bei denen der mutmaßliche Entbindungstermin innerhalb von 1976 lag - also vor allem mittlere und kurze Behandlungsverläufe.

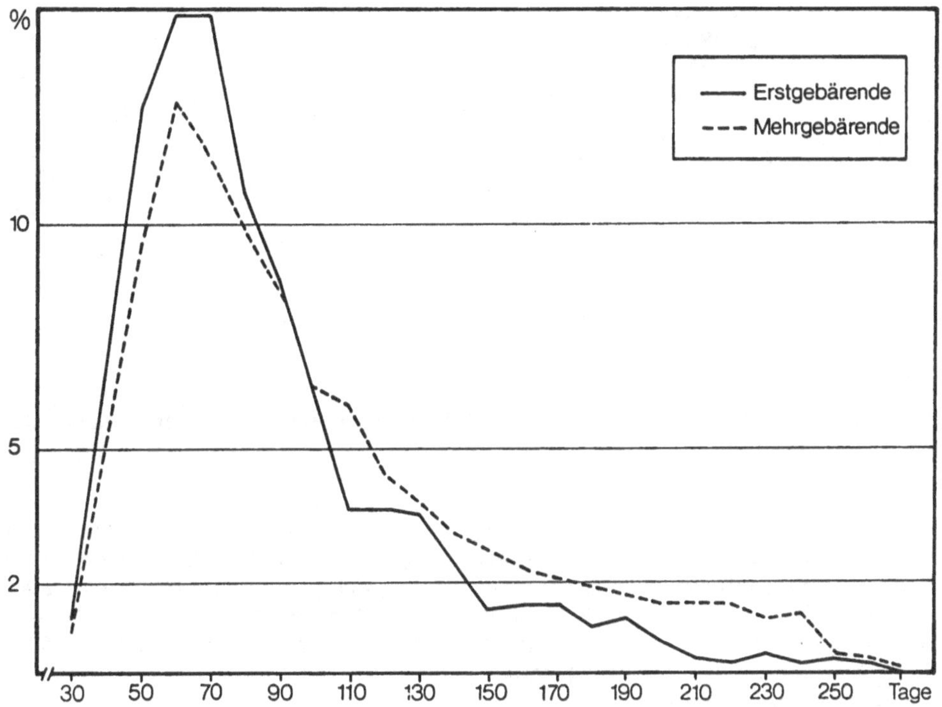

Abb. 7: Zeitpunkt der ersten Betreuung in der Schwangerschaft nach dem Geburtenrang.

Anspruch genommen wurde, kann auf diese Weise der umständliche Weg der Ausstellung eines Überweisungsscheins umgangen werden. Daß die Schwangerenbetreuung auf einen besonderen Schein erfolgt, der nicht an die Kalenderquartale gebunden ist, erfahren viele Frauen erst beim Arztbesuch. Eine andere Erklärung ist die, daß Frauenärzte in Berlin, die besonders viele Patientinnen haben, dazu übergegangen sind, grundsätzlich im laufenden Quartal - Notfälle ausgenommen - erst Termine für das darauffolgende zu vergeben. Sollte diese Praxis allgemeiner sein, so könnte auch hier eine Erklärung liegen.

Das Verhältnis von Frühzeitigkeit des Erstkontakts und Dauer der Betreuung illustriert Abbildung 9. Lange Betreuungsverläufe (mehr als 168 Tage oder 6 Lunarmonate) beginnen am häufigsten am 60. Tag der Schwangerschaft, mittlere Verläufe (85 bis 168 Tage oder drei bis unter sechs Lunarmonate) ohne deutlichen Gipfel zwischen dem 60. und 140. Tag, wäh-

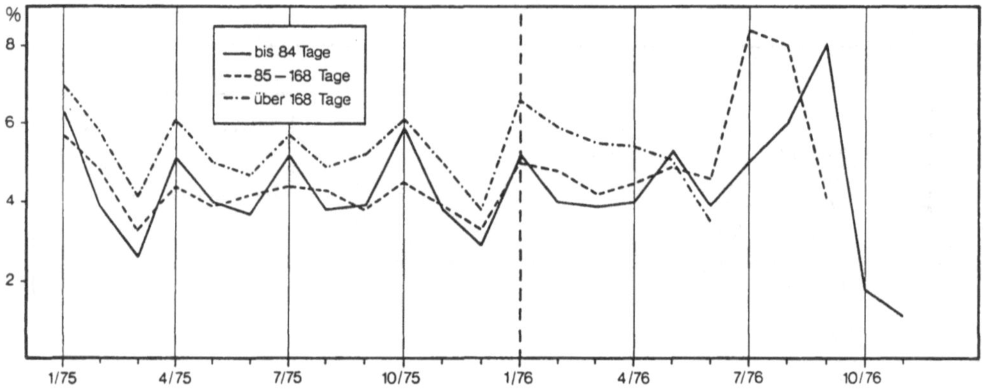

Abb. 8: Erster Arztbesuch nach Kalendermonaten und der Dauer der Betreuung.

rend kurze Verläufe eine zweigipflige Verteilung mit höchsten Werten am 60. und am 230. Tag (d.h. im dritten und im achten Monat) haben. Unter diesen kurz betreuten Frauen sind aller Wahrscheinlichkeit nach auch einige, die während der Schwangerschaft den Arzt gewechselt haben. Allerdings dürfte dieser Anteil gering sein, da nur in sehr seltenen Fällen auf dem Mutterschaftsvorsorgeschein vermerkt war, daß es sich um eine Zweitausfertigung handelte.

Abbildung 10 zeigt die Dauer der Betreuung nach dem Alter der Frauen. Während sich die Kurven für die mittlere (18-35 Jahre) und die obere Altersklasse (über 35 Jahre) kaum unterscheiden, weichen Frauen unter 18 Jahren sehr deutlich in Richtung auf kürzere Vorsorgeverläufe ab. Eine empfohlene Betreuungsdauer von 32 bis 42 Wochen (d.h. Beginn im 2. bis 3. Monat und Nachbetreuung 6-8 Wochen nach der Entbindung) wird nur von einem verschwindend geringen Anteil der sehr jungen Frauen erreicht. Die kurze Betreuungsdauer dieser Frauen kommen offensichtlich auf mehreren Wegen zustande: Zum einen beginnen ihre Vorsorgeverläufe häufiger als in den anderen Altersgruppen erst sehr spät (vgl. Abbildung 5), zum anderen dürften hier auch Schwangerschaftsabbrüche eine größere Rolle spielen (20). Diese Fälle wurden dann miterfaßt, wenn ein Vorsorgeschein angelegt worden war.

Unterschiede hinsichtlich der Dauer der Betreuung fanden wir auch in Abhängigkeit vom Versichertenstatus. Selbstversicherte Frauen nahmen die Schwangerenvorsorge deutlich länger in Anspruch als Frauen, die als Familienangehörige mitversichert waren (Abb. 11). Die kürzesten Verläufe hatten Frauen, die über Sozial- oder Jugendhilfe versichert waren. Von ihnen nahmen 52 % die Schwangerenvorsorge weniger als drei Monate lang in Anspruch.

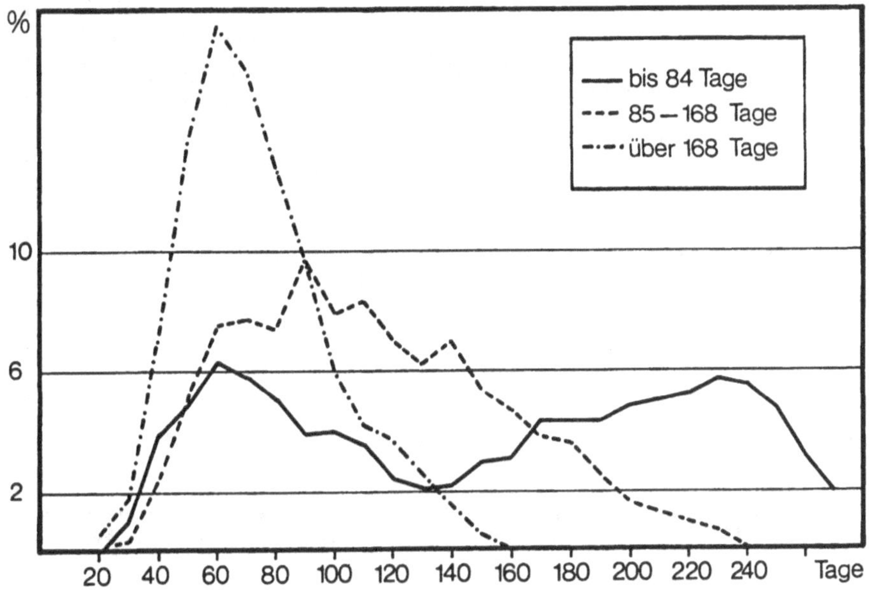

Abb. 9: Frühzeitigkeit des ersten Vorsorgetermins nach der Dauer der Betreuung.

Der Versichertenstatus einer selbstversicherten Frau setzt im allgemeinen ein Arbeitsverhältnis voraus. Dies ist bei Versicherten der AOK - wie erwähnt - ganz überwiegend in der arbeitsrechtlichen Stellung einer Arbeiterin gegeben. Aufgrund unserer Ergebnisse können wir die Angaben der Münchner Perinatalstudie bestätigen, die eine intensivere Nutzung der Schwangerenvorsorge durch berufstätige Frauen ausweisen. Dies geht eindrucksvoll auch aus den Ergebnissen in Rheinland-Pfalz hervor (21).

Eine Auswertung der Betreuungsdauer nach der Fachrichtung des Arztes ergab längere durchschnittliche Verläufe bei Fachärzten für Frauenheilkunde (Abb. 12). 32 % der Patientinnen von praktischen Ärzten, aber nur 23 % derer von Gynäkologen waren weniger als drei Monate in Betreuung. Auf fachspezifische Differenzen der Betreuungsdauer von deutschen und ausländischen Frauen wird im nächsten Abschnitt eingegangen.

Die kürzeren Vorsorgeverläufe der jungen Frauen finden sich unabhängig von der Fachrichtung des Arztes. Dies stimmt mit Ergebnissen von JÜNKE (22) überein, in deren Untersuchung sich die Vorsorgeverläufe nach der Fachrichtung des Arztes nicht signifikant unterschieden, auffallende Differenzen sich jedoch bei der Betreuungsdauer von sehr jungen und von älteren Frauen ergaben. Diese Gruppen von Frauen wurden von Allgemeinmedizinern deutlich länger betreut als von Gynäkologen. SELBMANN (23)

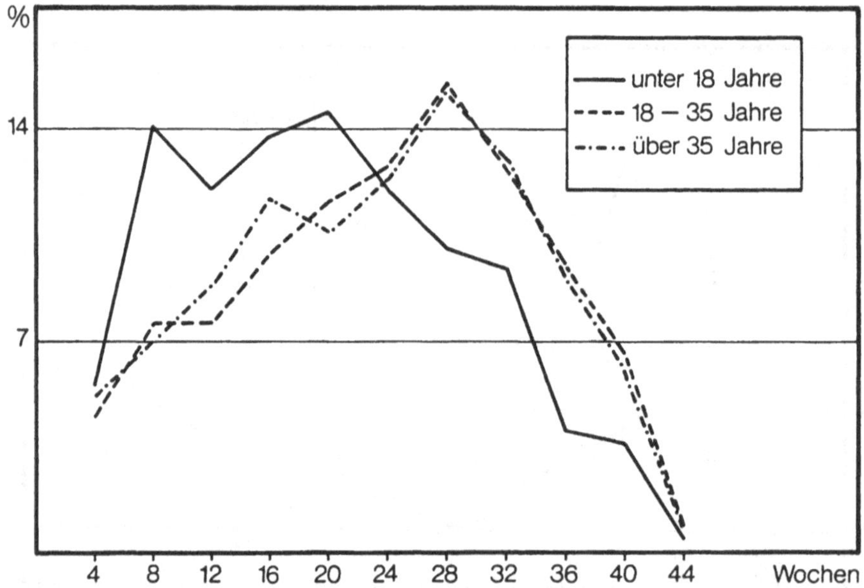

Abb. 10: Dauer der Betreuung nach dem Alter der Frauen.

berichtet, daß sich Allgemeinärzte am genauesten an die Mutterschaftsrichtlinien halten, schränkt allerdings bei einer Einschätzung der Frühzeitigkeit und der "Intensität" und bei einer Bewertung als "sehr gute" oder "gute" Vorsorgeverläufe ein, daß Allgemeinärzte hier ungünstigere Ausgangswerte und geringere Steigerungsraten im Untersuchungszeitraum aufwiesen. Unterstellt man auch in dieser Untersuchung den - wahrscheinlichen - Zusammenhang von eher fachunspezifischer, weniger intensiver und später beginnender Vorsorge mit sozialen Risikomerkmalen (z.B. alleinerziehende, jugendliche oder kinderreiche ältere Frauen, Arbeitsmigrantinnen oder Angehörige sozialer Unterschichten) - so ist eine intensivere Auseinandersetzung mit diesem Problemkomplex sicher besonders dringlich.

Vorrangig sollten daher zielgruppenorientierte Angebote für sehr junge, für alleinerziehende, für ausländische oder für kinderreiche Frauen sein, die entsprechend den je besonderen Zugangsproblemen gestaltet sein sollten. Denkbar wären fremdsprachliche, weitgehend auf bildlichen Darstellungen aufbauende Einladungen zu Gesprächskreisen, in deren Rahmen auch ärztliche Schwangerenvorsorge angeboten würde, oder praktische Hilfen wie Kinderbetreuung während der Vorsorgebesuche, aber auch das Angebot von Hebammen, bei Hausbesuchen Beratungen für schwangere Frauen durchzuführen. Nichärztliche Beratungsangebote können die Zugangsschwelle senken und auch zum Besuch einer ärztlichen Sprechstunde

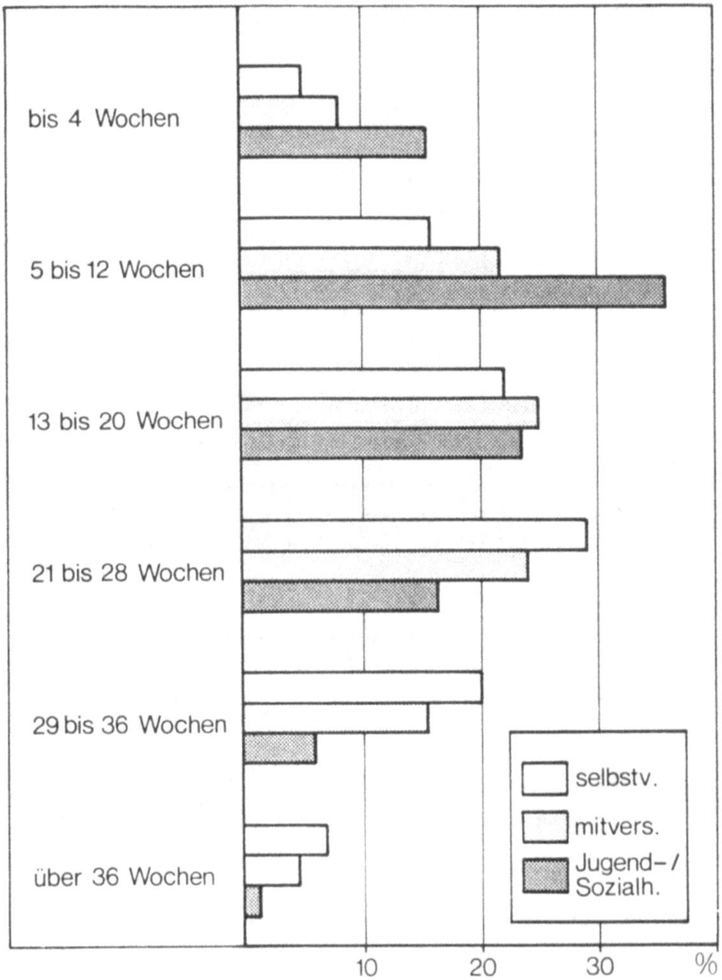

Abb. 11: Dauer der Betreuung nach dem Versichertenstatus.

motivieren. Erfahrungen mit nichtärztlichen Beratungs- und Betreuungsangeboten für Schwangere liegen aus dem Bremer Modell "Familienhebamme" vor (24); sie sollten - entsprechend den jeweiligen versorgungsstukturellen Gegebenheiten - auch in anderen Regionen umgesetzt werden.

Aber auch andere bestehende oder in den letzten Jahren entwickelte medizinische oder soziale Beratungseinrichtungen (z.B. Gesundheitsberatung für Erwachsene im öffentlichen Gesundheitsdienst, Sozialstationen u.a.) sollten ihr Programm in diesem Sinn erweitern oder umgestalten, um den besonderen Bedürfnissen von Personengruppen mit unterdurchschnittlicher

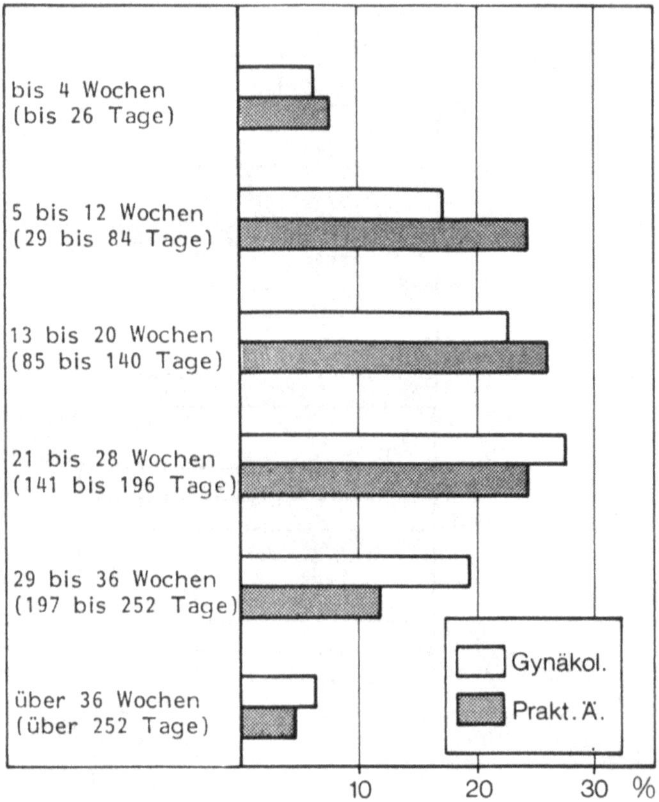

Abb. 12: Dauer der Betreuung nach der Fachrichtung des Arztes.

Nutzung bestehender Vorsorge- und Versorgungsangebote entgegenzukommen und so zur Verringerung vorhandener Disparitäten beizutragen.

3.3 Vergleich zwischen deutschen und ausländischen Frauen

Wie erwähnt, hatten von den 18.855 Frauen etwa 45 % nicht die deutsche Staatsangehörigkeit. Die von uns gewählte, sehr globale Zuordnung nach dem Namen stellte sich nur in wenigen Fällen (weniger als 1 %) als problematisch heraus. Wegen der intensiven Nachkontrollen während der Erhebungsarbeit halten wir die Angaben zur Nationalität der Frau für ausreichend valide.

Bezogen auf die 1975 und 1976 Geborenen mit ausländischer Staatsangehörigkeit haben wir die Daten von mehr als drei Vierteln der entsprechenden Schwangerschaften erhoben. Hier ergeben sich regionale Differenzen von ungefähr 50 % bis zu einer annähernd Totalerfassung (Abb. 13) (1).

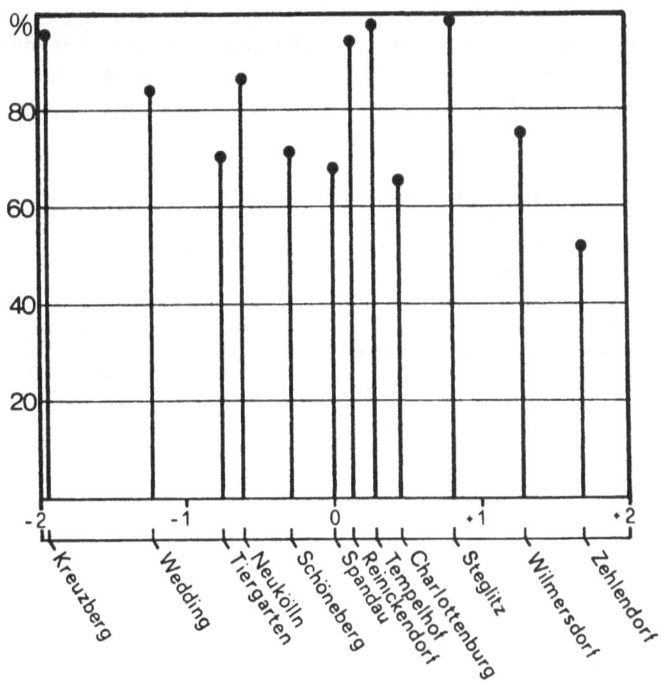

Abb. 13: Anteil der erfaßten ausländischen Frauen an den Geborenen mit ausländischer Staatsangehörigkeit in den Verwaltungsbezirken von Berlin (West) 1975 und 1976.

Abbildung 14 zeigt die Altersverteilung der einbezogenen ausländischen und deutschen Frauen. Während im Berliner Durchschnitt ausländische Frauen bei den jüngeren Müttern (unter 25 Jahren) deutlich überrepräsentiert sind (Abb. 15), weichen die Alterskurven im Versicherten-Kollektiv nur wenig voreinander ab. Die Altersgruppe bis 21 Jahren ist bei deutschen Frauen relativ stärker vertreten, während die Alterskurve der ausländischen Frauen in höhere Jahrgänge verschoben ist. Es läßt sich u. E. hieran recht gut verdeutlichen, daß die AOK-Versicherten keinen repräsentativen Querschnitt der Bevölkerung darstellen. Wenn man sich vergegenwärtigt, daß Voraussetzung für eine Pflichtversicherung in der AOK der arbeitsrechtliche Status als Arbeiter ist und der Anteil der freiwillig Versicherten, höher verdienenden Angestellten und Selbständigen eher gering sein dürfte, so werden sozialstrukturelle Differenzen der Geburtlichkeit deutlich. Das in Berlin (West) insgesamt höhere Alter deutscher Frauen bei Entbindungen ist durch verlängerte Ausbildungsgänge, längere Zeiten kinderloser Berufstätigkeit oder häufigere Zweitehen mitbedingt. Qualifizierte Ausbildung und Berufstätigkeit kennzeichnen Frauen aus sozialen Mittelschichten, die aufgrund ihres Einkommens und ihrer arbeitsrechtlichen Stellung eher in Ersatz- oder Privatkassen versichert sind. So halten wir die Alterskurven der deutschen Frauen für ein durchaus plausibles Abbild der Frauen dieser Altersspanne in der untersuchten Krankenkasse. Ähnliche Abweichungen der AOK-Versicherten von der Gesamtbevölkerung referiert auch JÜNKE für Hannover (2).

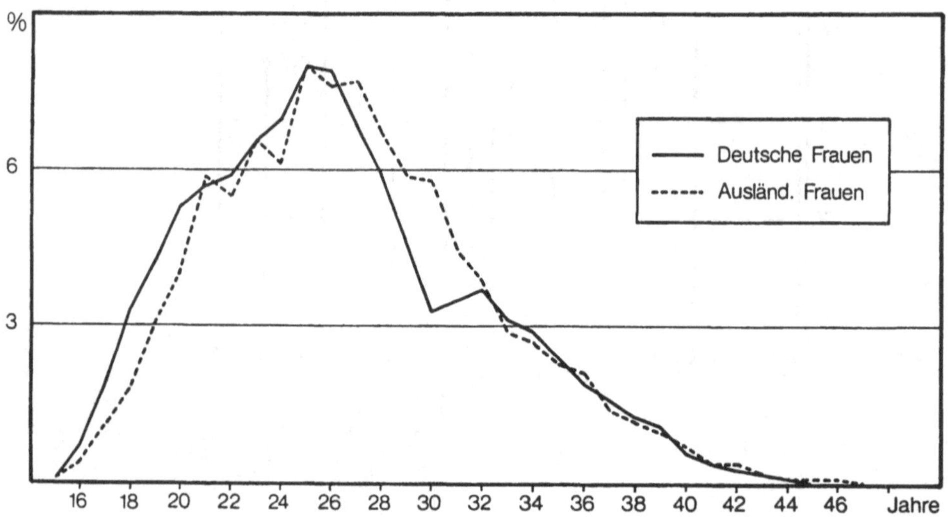

Abb. 14: Altersverteilung der deutschen und ausländischen schwangeren Frauen

Größere Schwierigkeiten haben wir dagegen, die Abweichungen der Alterskurve ausländischer Frauen vom Berliner Durchschnitt zu interpretieren. Wir haben in unserem Datensatz praktisch ebenso viele Schwangerschaften ausländischer Frauen erfaßt, wie in den beiden Jahren in dieser Bevölkerungsgruppe Kinder geboren wurden. Bei Abzug der Fehlgeburten handelt es sich also immer noch um eine mehr als 90 %ige Erfassung der ausgetragenen Schwangerschaften ausländischer Frauen in Berlin. Aufgrund der arbeitsrechtlichen Einstufungen des ganz überwiegenden Teils der ausländischen Familien ist dies kein überraschender Befund. Allerdings bedarf die Untererfassung jüngerer ausländischer Frauen einer weiteren Erläuterung. Wir führen diese geringere Erfassung nicht auf Verzerrungen der Stichprobe zurück, sondern halten sie für einen Ausdruck tatsächlich geringerer Inanspruchnahme der Vorsorgeangebote niedergelassener Ärzte. Auch wenn diese Frauen vermehrt im öffentlichen Gesundheitsdienst oder ambulant in Kliniken an der Schwangerenvorsorge teilnehmen, bedeutet dies wegen des späten Beginns solcher Angebote zumindest eine Unterversorgung in der ersten Hälfte der Schwangerschaft. Auswertungen derart formaler Daten, wie sie uns zur Verfügung standen, erlauben immer nur eine Annäherung an das tatsächliche Geschehen. Näheren Aufschluß über die Situation junger ausländischer Schwangerer könnte nur eine gleichzeitige Analyse der Schwangerenvorsorge in den verschiedenen versorgenden Institutionen oder eine Befragung dieser Frauen in Entbindungskliniken erbringen.

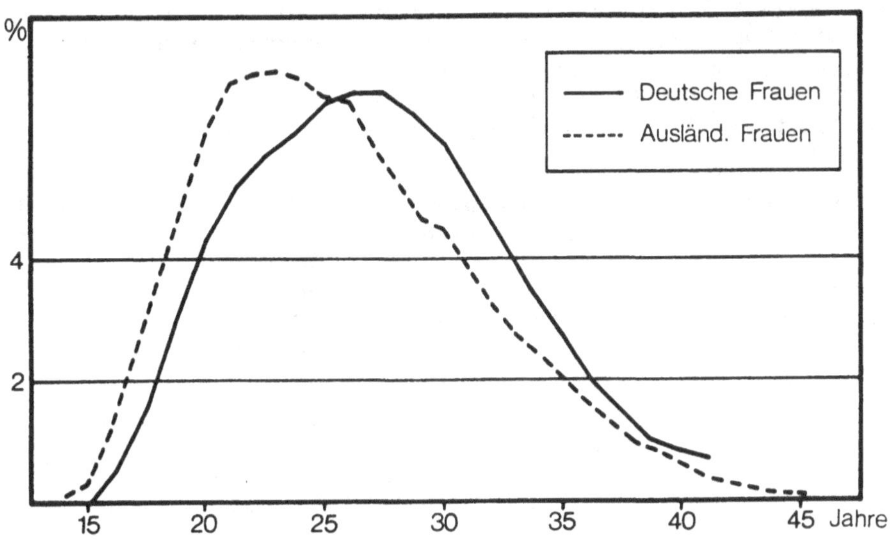

Abb. 15: Altersverteilung der Mütter aller Geborenen der Jahre 1975 und 1976 in Berlin (West) nach der Nationalität der Frauen.

Eine Bestätigung unserer Vermutung, daß ein kleiner Teil der ausländischen Frauen während der Schwangerschaft überhaupt nicht ärztlich betreut wird, finden wir in der Untersuchung von STROBEL. Im Jahr 1972 waren 5,3 % der ausländischen - überwiegend türkischen - Frauen, die in der Städtischen Frauenklinik Aschaffenburg entbunden wurden, kein einziges Mal in der Schwangerschaft ärztlich untersucht worden. Bei den deutschen Frauen waren es dagegen nur 0,8 % (3).

Hinsichtlich der Fachrichtung der aufgesuchten Ärzte fanden sich bei uns deutliche Unterschiede zwischen deutschen und ausländischen Frauen. Während im Durchschnitt 87 % der Frauen von Gynäkologen und 13 % von praktischen Ärzten oder Allgemeinmedizinern (im folgenden: praktische Ärzte) betreut wurden, waren es bei den ausländischen Frauen zu 77 % Gynäkologen und 23 % praktische Ärzte, bei den deutschen dagegen zu 94 % Gynäkologen und 6 % praktische Ärzte.

In der Untersuchung von STROBEL wurden 21 % der deutschen und 34 % der ausländischen Frauen von praktischen Ärzten, 67 % der deutschen und 50 % der ausländischen Frauen von Fachärzten für Frauenheilkunde betreut (4). Der insgesamt höhere Anteil von Gynäkologen in unserer Studie hängt mit der hohen Facharztdichte in Berlin (West) zusammen. Die Überrepräsentation der ausländischen Frauen bei praktischen Ärzten und der entsprechend geringere Anteil bei Fachärzten stimmen jedoch mit den Ergebnissen von STROBEL recht gut überein.

Versicherte der AOK Hannover wurden 1971 zu 22,2 % von Allgemeinmedizinern versorgt. Die Münchner Perinatalstudie weist für 1975 10 % und für 1975-1977 7,9 % Vorsorgefälle aus, die von Allgemeinmedizinern ausschließlich oder zusammen mit niedergelassenen oder klinisch tätigen Fachärzten betreut wurden. Die Differenzen zwischen deutschen und ausländischen Frauen sind dort 1975 weniger ausgeprägt als in unserer Untersuchungsgruppe (5).

In Abbildung 16 ist der Anteil deutscher und ausländischer Frauen an den Patientinnen von Gynäkologen, praktischen Ärzten und Allgemeinmedizinern dargestellt. Die Patientinnen der praktischen Ärzte hatten zu fast 80 % eine ausländische Staatsangehörigkeit, während dies bei den Fachärzten für Frauenheilkunde nur knapp 40 % waren. Diese Befunde entsprechen der allgemein berichteten Beobachtung, daß ausländische Patienten in der Bundesrepublik eher weniger fachspezifisch versorgt werden.

Gleichzeitig ist bekannt, daß türkische Frauen, die die größte Gruppe der ausländischen Frauen in Berlin (West) ausmachen, weibliche Ärzte bevorzugen. Wir überprüften daher die Hypothese, daß die Differenzen in der Arztwahl auch dadurch bedingt seien, daß es in Berlin wesentlich mehr weibliche praktische Ärzte als weibliche Gynäkologen gibt. Aufgrund der Struktur der erhobenen Daten war es möglich, zusätzlich zur Fachrichtung nach weiblichen und männlichen sowie nach deutschen und ausländischen Ärzten auszuwerten. 11 % der deutschen und 17 % der ausländischen Schwangeren suchten weibliche Ärzte auf. Die Differenzen finden sich sowohl bei Gynäkologinnen (8,5 % der deutschen und 11 % der ausländischen Frauen) als auch praktischen Ärztinnen (2,5 % der deutschen und 6 % der ausländischen Frauen).

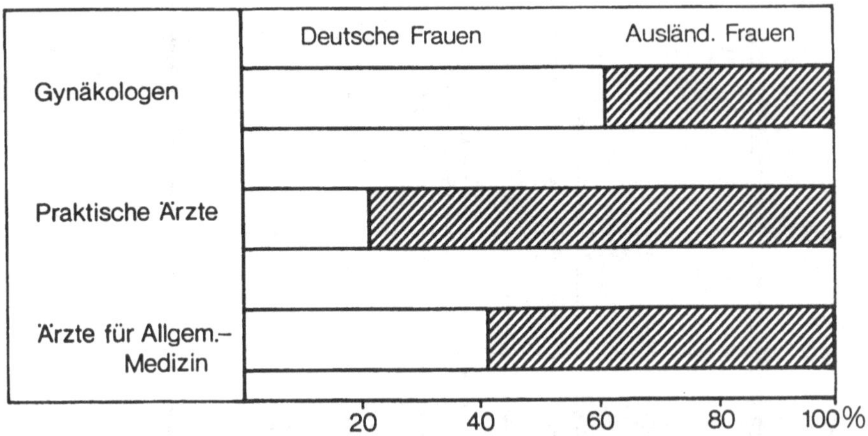

Abb. 16: Prozentuale Anteile deutscher und ausländischer Frauen an den Patientinnen von Gynäkologen, praktischen Ärzten und Ärzten für Allgemeinmedizin.

Deutlicher ist die Differenz jedoch, wenn man die Nationalität des Arztes in die Betrachtung einbezieht: 20 % der ausländischen und nur 2 % der deutschen Frauen wurden durch ausländische Ärzte betreut. Unter den ausländischen Ärzten dominieren die männlichen Gynäkologen mit 84 % der erbrachten Betreuungen. Hinzu kommt, daß 3 % aller ausländischen Schwangeren durch ausländische praktische Ärzte betreut wurden, was bei den deutschen Frauen praktisch nicht vorkam. Es wurden jedoch auch doppelt so viele ausländische wie deutsche Frauen von deutschen männlichen praktischen Ärzten versorgt. Der Frage, ob die Kombination ausländische Ärzt<u>in</u> (der eigenen Nationalität) eine besonders hohe Inanspruchnahme durch ausländische Frauen zur Folge hat, konnte aus Mangel an einem entsprechenden Angebot nicht nachgegangen werden. Inzwischen hat sich eine türkische Gynäkologin niedergelassen, deren hohe Inanspruchnahme durch türkische Frauen zeigt, daß hier ein großer Bedarf besteht.

Eine dritte wesentliche Einflußgröße ist die regionale Verteilung der Ärzte über das Stadtgebiet. Abbildung 17 verdeutlicht die unterschiedliche Arztdichte, d.h. die Zahl niedergelassener Fachärzte für Frauenheilkunde und praktischer Ärzte oder Ärzte für Allgemeinmedizin bezogen auf die Wohnbevölkerung der Verwaltungsbezirke von Berlin (West) für die Jahre 1973 und 1979/80. Die Arztdichte hat bei Fachärzten für Frauenheilkunde deutlich, bei praktischen Ärzten geringfügig zugenommen. Die ungleiche Verteilung im Stadtgebiet ist jedoch geblieben.

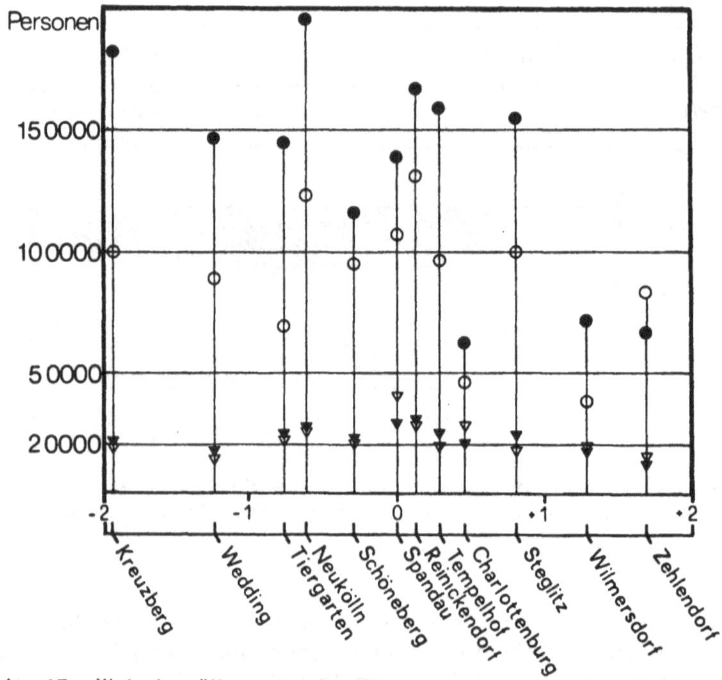

Abb. 17: Wohnbevölkerung je Kassenarztpraxis der Fachrichtungen Allgemeinmedizin und Frauenheilkunde in den Bezirken von Berlin (West) 1973 und 1980 (Quelle s. Anm. 6).

Die Symbole bedeuten: Gynäkologen: ● 1973 ○ 1980
Praktische Ärzte: ▼ 1973 ▽ 1980

Die Stadtbezirke mit hohem Ausländeranteil verfügen gleichzeitig über einen geringeren Anteil an Fachärzten. In diesen Bezirken wurden doppelt so viele Frauen durch praktische Ärzte oder Allgemeinmediziner betreut wie in den anderen Bezirken der Stadt. Dies gilt für deutsche und ausländische Frauen in gleicher Weise.

Eine Kompensation durch ambulante Angebote des öffentlichen Gesundheitsdienstes oder der Kliniken ist unwahrscheinlich. Abbildung 18 soll hier einen Hinweis geben. Die bezirklichen Raten der Betreuung schwangerer Frauen im öffentlichen Gesundheitsdienst, die in den Gesundheitsstatistiken des Landes Berlin dokumentiert sind, wurden hier auf die Entbindungen der Jahre 1975 und 1976 bezogen (7). Bis auf wenige Ausnahmen sind die Inanspruchnahmeraten der Gesundheitsämter in denjenigen Bezirken relativ niedrig, in denen auch eine geringe Dichte an Fachärzten für Frauenheilkunde besteht.

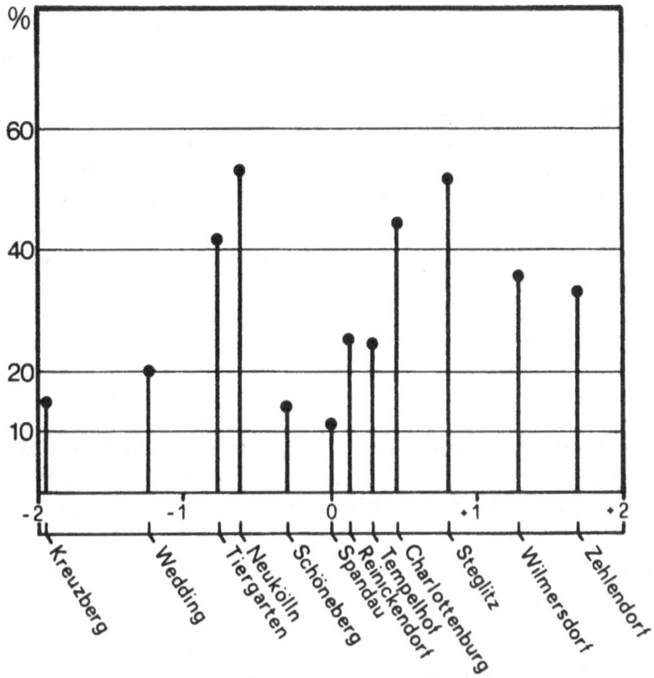

Abb. 18: Prozentuale Anteile der im öffentlichen Gesundheitsdienst betreuten schwangeren Frauen an allen Entbindungen im jeweiligen Verwaltungsbezirk (Quelle s. Anm. 7).

Es fällt die zunehmende Bedeutung des öffentlichen Gesundheitsdienstes in der Schwangerenvorsorge mit steigender Sozialstruktur der Bezirke auf. Herausragende Bedeutung haben Dienststellen in den Bezirken, in denen eine vertragliche Kooperation zwischen bezirklichen Gesundheitsverwaltungen (öffentlicher Gesundheitsdienst) und Kliniken vereinbart wurde (Neukölln, Charlottenburg, Steglitz).

Die Frage der Wahl des Arztes ist also ein vielschichtiger Prozess, der nicht durch einen Parameter allein, zum Beispiel Nationalität oder Geschlecht des Arztes, erklärt werden kann.

Hinsichtlich der Dauer der Betreuung fanden sich signifikante Differenzen zwischen ausländischen und deutschen Frauen (Abb. 19). In der Gruppe der kurz betreuten Frauen (bis zu drei Monate oder zwölf Wochen) befanden sich 23 % der deutschen und 27 % der ausländischen Frauen, drei bis sechs Monate lang (13 bis 24 Wochen) wurden 34 % der deutschen und 39 % der ausländischen Frauen betreut, und länger als sechs Monate standen 43 % der deutschen, aber nur 34 % der ausländischen Frauen in ärztlicher Betreuung.

Bei Gynäkologen konnten wir durchschnittlich längere Betreuungsverläufe feststellen (vgl. Abschnitt 3.2, Abb. 12). 41 % der von Gynäkologen, aber nur 29 % der von praktischen Ärzten oder Allgemeinmedizinern betreuten Frauen befanden sich länger als sechs Monate bei dem jeweiligen Arzt in Betreuung. Das heißt, je länger der Vorsorgeverlauf, umso höher der Anteil der Frauenärzte an den betreuenden Ärzten. Dies gilt in besonderem Maß für ausländische Frauen: In der Gruppe der Frauen, die weniger als drei Monate lang betreut wurden, suchten 74,5 % der ausländischen Frauen Gynäkologen auf und 25,3 % praktische Ärzte oder Allgemeinmediziner (deutsche Frauen: 93,1 % und 6,8 %). Bei einer Betreuungsdauer von drei bis sechs Monaten wurden bereits 79 % der Ausländerinnen von Gynäkologen und 21 % von praktischen Ärzten betreut (deutsche Frauen: 94 % und 6 %). In der am längsten betreuten Gruppe (über sechs Monate) wurden 84 % der Ausländerinnen von Gynäkologen und nur 16 % von anderen Ärzten betreut (96 % und 4 % bei Deutschen).

Die Differenz zwischen deutschen und ausländischen Frauen hinsichtlich der Arztwahl bleibt also auch bei Betrachtung der Betreuungsdauer bestehen, sie wird jedoch bei längeren Vorsorgeverläufen geringer.

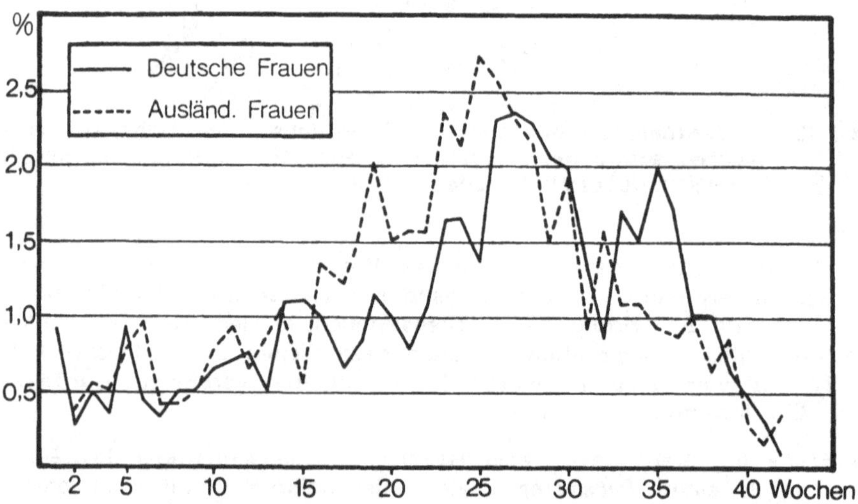

Abb. 19: Dauer der Betreuung in Wochen nach der Nationalität der Frauen

inen Teil der kürzeren Betreuungsdauer ausländischer Frauen erklärt der spätere <u>Beginn der Vorsorgebesuche</u>. Abbildung 20 stellt den Beginn der Betreuung in der Schwangerschaft für deutsche und ausländische Frauen dar. Der hundertste Tag der Schwangerschaft (etwa die 14. Woche) markiert die Schnittlinie beider Kurven: davor sind deutsche, danach ausländische Frauen überrepräsentiert. Bis zu diesem Zeitpunkt suchten 60 %

der deutschen, aber nur 52 % der ausländischen Frauen die Vorsorgeuntersuchungen erstmalig auf. Innerhalb der ersten drei Schwangerschaftsmonate (bis zum 84. Tag) traf dies auf 46 % der deutschen und 40 % der ausländischen Frauen zu.

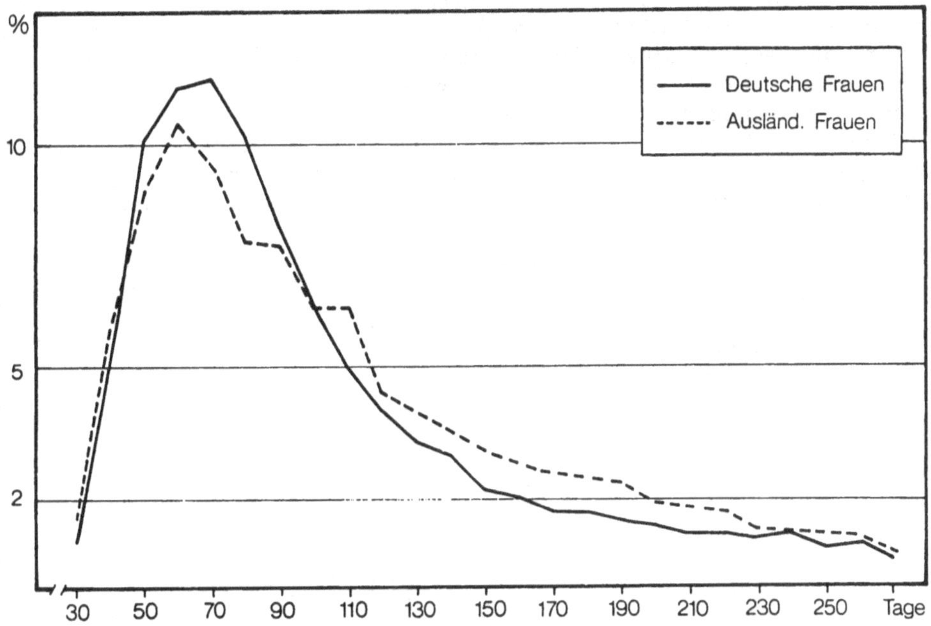

Abb. 20: Zeitpunkt der ersten Betreuung in der Schwangerschaft nach der Nationalität der Frauen.

In der Untersuchung von STROBEL (8) hatten 26,1 % der deutschen und 11,7 % der ausländischen Frauen die Vorsorge bis zum Ende des zweiten Monats erstmalig aufgesucht; bis zum Ende des vierten Monats (16. Woche) waren es 40,6 % der deutschen und 35,4 % der ausländischen Frauen. Gegenüber unseren Zahlen spiegeln diese - drei Jahre früher und in einer Kleinstadt gewonnenen - Ergebnisse noch wesentlich ungünstigere Bedingungen wider.

Für eine angemessene Betreuung in der Schwangerschaft ist es für den Arzt von Bedeutung, eine relativ genaue Abschätzung des erwarteten Termins der Entbindung vornehmen zu können. Dies ist medizinisch vor allem relevant, um Übertragungen oder drohende Frühgeburten rechtzeitig erkennen zu können, aber auch aus sozialrechtlichen Gründen - Festlegung des Beginns der Schutzfrist vor der Entbindung mit den daraus resultierenden Ansprüchen an Arbeitgeber und Krankenkasse - von Bedeutung.

Eine genaue Übereinstimmung zwischen dem errechneten und dem tatsächlichen Termin der Entbindung ergab sich bei 7,4 % der deutschen und 6,6 % der ausländischen Frauen (Abb. 21). Innerhalb einer Zeitspanne von sieben Tagen vor oder nach dem errechneten Termin wurden 54 % der Kinder deutscher und 48,6 % der Kinder ausländischer Frauen geboren. Wählt man eine Spanne von 14 Tagen vor und nach dem errechneten Termin, so werden hier 79,1 % der deutschen und 75,8 % der ausländischen Frauen erfaßt. Das heißt, daß bei gut 20 % der deutschen und fast einem Viertel der ausländischen Frauen eine Abweichung von mehr als zwei Wochen vorlag. Insbesondere Abweichungen in Richtung auf längere Verläufe - die also im Sinne von Übertragungen zu werten wären - sind bei ausländischen Frauen häufiger als bei deutschen. Demgegenüber lassen sich hinsichtlich der vor dem errechneten Termin geborenen Kinder kaum Differenzen zwischen deutschen und ausländischen Frauen feststellen.

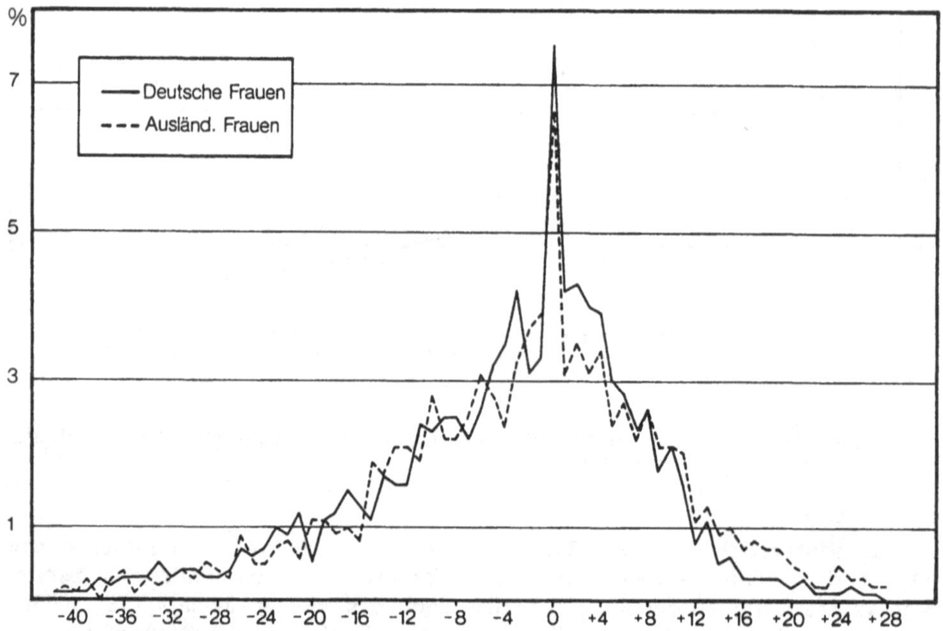

Abb. 21: Abweichungen des tatsächlichen vom errechneten Entbindungstermin in Tagen nach der Nationalität der Frauen.

Diese Werte stimmen gut mit einer Untersuchung von 1975 überein, in der die Genauigkeit der Bestimmung des Entbindungstermins nach der Nägele-Regel* und nach einer Ultraschallmessung des kindlichen Kopfs verglichen wurde (9). Nach der Nägele-Regel allein lagen 36 % der Geburten innerhalb von fünf Tagen vor oder nach dem errechneten Termin, 61 % innerhalb von zehn Tagen. Nach der Ultraschallmessung waren es 32 % und 54 %. Die Kombination beider Verfahren brachte wesentlich genauere Ergebnisse: Hier lagen 42 % der Geburten innerhalb von fünf Tagen vor oder nach dem errechneten Termin, 78 % innerhalb von zehn Tagen davor oder danach.

In unserer Untersuchung waren es innerhalb von zehn Tagen vor oder nach dem errechneten Termin 67,8 % bei deutschen und 62,6 % bei ausländischen Frauen. Die Angaben sind also präziser als in der Untersuchung von LIESER et al. (10) für die Anwendung der Nägele-Regel angegeben, allerdings deutlich weniger genau, als dort für die Kombination von Ultraschall- und Terminberechnung berichtet wird. Hier könnte sich inzwischen eine erhebliche Veränderung ergeben hatten, da wohl keine andere technische Innovation in den letzten Jahren die Struktur der ambulanten Schwangerenbetreuung so nachhaltig beeinflußt hat wie die Einführung der Ultraschallmeßgeräte in den meisten gynäkologischen Praxen und die Festlegung von zwei Ultraschalluntersuchungen als Regelleistung in der Schwangerenvorsorge in den Mutterschaftsrichtlinien von 1980.

Unabhängig davon, welche zeitliche Grenze vor und nach dem errechneten Entbindungstermin man wählt, fallen in unserer Untersuchung die etwas weniger genauen Terminbestimmungen bei ausländischen Frauen auf. Man könnte nun annehmen, dies sei auf ihre häufigere Betreuung bei praktischen Ärzten zurückzuführen, und die Terminbestimmungen der Fachärzte für Frauenheilkunde seien wegen der größeren Routine präziser. Daß diese Annahme nicht zutrifft, zeigt Abbildung 22. Eine exakte Übereinstimmung von errechnetem und tatsächlichem Termin der Entbindung fanden wir bei 6,8 % der Gynäkologen und 9,3 % der praktischen Ärzte. Diese Differenz ist wohl eher als Zufallsbefund zu werten; innerhalb von sieben Tagen vor oder nach dem tatsächlichen Termin lager bei beiden Arztgruppen jeweils 52 % der Berechnungen, innerhalb von 14 Tagen davor oder danach 87 % bei Gynäkologen und 77 % bei praktischen Ärzten. Die etwas größeren Abweichungen bei ausländischen Frauen scheinen also kein fachspezifisches Problem zu sein, sondern müssen auf andere Gründe - z.B. Fehlen schriftlicher Aufzeichnungen über den Termin der letzten Menstruation bei ausländischen Frauen oder soziokulturell bedingte Probleme bei der Befragung durch einen deutschen Arzt - zurückgeführt werden.

---

* Nach der Nägele-Regel wird der Entbindungstermin im Prinzip als erster Tag der letzten Regel plus 280 Tage berechnet. Nach diesem Verfahren sind mit hoher Wahrscheinlichkeit auch die Werte auf den Mutterschaftsvorsorgescheinen berechnet worden. Ungenauigkeiten können sich hier vor allem ergeben, wenn keine präzisen Angaben über die letzte Menstruation vorliegen.

Die in den Mutterschaftsrichtlinien empfohlene Zahl von 10 Untersuchungen pro Schwangerschaft wird von den Frauen im untersuchten Kollektiv bei weitem nicht erreicht. Deutsche Frauen wurden durchschnittlich 5,5 Mal, ausländische 4,9 Mal je Schwangerschaft betreut.

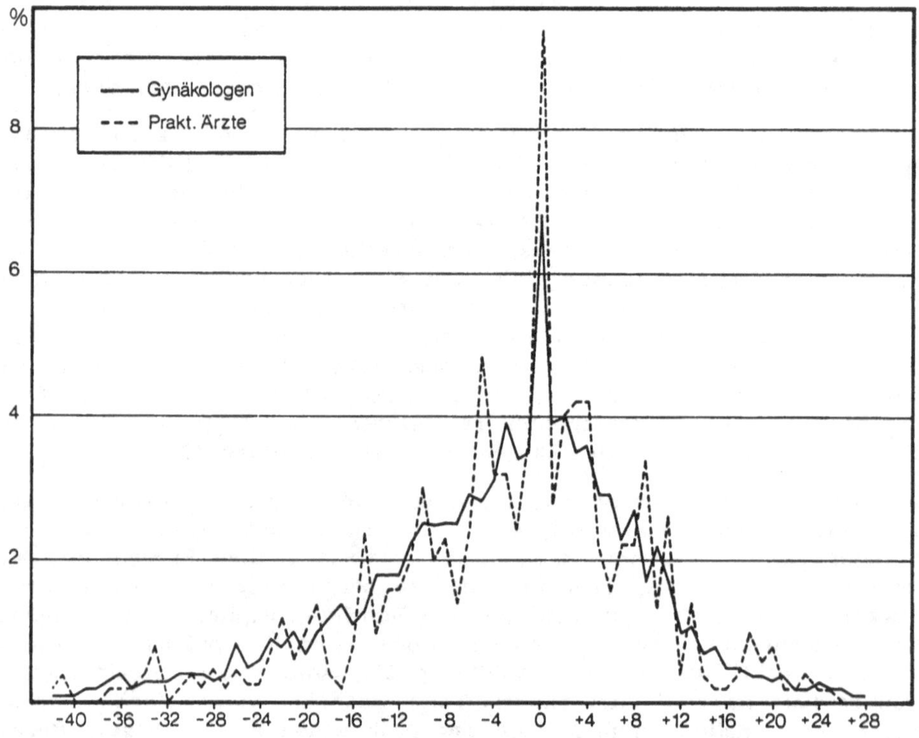

Abb. 22: Abweichungen des tatsächlichen vom errechneten Entbindungstermin in Tagen nach der Fachrichtung des Arztes.

Im Vergleich zur Münchner Perinatalstudie mit durchschnittlich 8,9 Besuchen sind unsere Werte relativ gering. Allerdings sind in dem hohen Münchner Durchschnittswert bei mehr als 50 % der schwangeren Frauen auch Vorsorgeuntersuchungen in Klinken enthalten. Diese Art der Betreuung in der Schwangerschaft müßte für einen Vergleich bei unserer Gruppe hinzugerechnet werden (11). Der Jahresgesundheitsbericht Berlin weist für 1975 und 1976 zwei bis drei ärztliche Schwangerenberatungen je Frau in den Einrichtungen des öffentlichen Gesundheitsdienstes aus. Diese Einrichtungen sind zum Teil räumlich an Kliniken angeschlossen (12). Bei der Berücksichtigung aller ärztlichen Beratungen in der Schwangerschaft ergibt sich hieraus ein Durchschnittswert, der nicht wesentlich von dem der Münchner Perinatalstudie abweicht. Im Vergleich zu den Daten der ambulanten Vorsorge im Raum Hannover von 1971 weisen unsere Angaben durchschnittlich einen Besuch mehr pro betreuter schwangerer Frau aus (13). Die Zahlen der in Anspruch genommenen Vorsorgeuntersuchungen sind für die deutschen und ausländischen schwangeren Frauen relativ ähnlich. Auffallend ist der hohe Anteil von Frauen mit sehr geringen Besuchsfrequenzen. Eine Zahl von 10 oder mehr Untersuchungen erreichten 13,8 % der deutschen und 7,7 % der ausländischen Frauen. Demgegenüber wurden 34 % der deutschen und 39 % der ausländischen Frauen weniger als viermal, 64 % der deutschen und 72 % der ausländischen Frauen weniger als siebenmal betreut (Tab. 4).

Tab. 4: Zahl der Vorsorgebesuche ausländischer und deutscher Frauen in unserer Studie und Vergleichszahlen für alle Frauen aus der Untersuchung von JÜNKE.

	Berlin (1975/76)		Jünke (1971)
	Deutsche	Ausländer	
1 bis 3	34,2 %	38,5 %	34,2 %
4 bis 6	30,0 %	33,6 %	48,0 %
7 bis 9	22,0 %	20,2 %	15,9 %
10 bis 12	11,1 %	6,3 %	1,9 %
über 12	2,7 %	1,4 %	---
Anzahl n =	10 447	8 053	

Unsere Ergebnisse sind hinsichtlich der Differenzen zwischen deutschen und ausländischen Frauen vergleichbar mit der Untersuchung von Jünke und der Prospektiven Einzelfallanalyse der Säuglingssterblichkeit in Düsseldorf (14).

Im Gegensatz hierzu werden in den Untersuchungen in München 1975-1977 und in Bremen 1978 erheblich höhere Zahlen von Vorsorgebesuchen je Frau berichtet. Wie erwähnt, können diese Untersuchungen jedoch wegen des anderen Vorgehens bei der Erhebung nicht unmittelbar mit unserer Studie verglichen werden. Es läßt sich aber festhalten, daß die Nachfrage nach ambulanter Schwangerenvorsorge in Berlin in den untersuchten Jahren bei weitem nicht den gesetzlichen Möglichkeiten und dem medizinisch Wünschbaren entsprach. Die Tatsache, daß deutsche und ausländische Frauen ähnlich niedrige Besuchsfrequenzen aufwiesen, schließt die plausible, aber vorschnelle Interpretation, dies sei auf Informationsdefizite zurückzuführen, nach unserer Auffassung aus.

Die Häufigkeit der Besuchstermine ist nicht nur eine Funktion der Frühzeitigkeit des Beginns, sondern auch der Abstände zwischen den Terminen. Die Mutterschaftsrichtlinien sehen bei normal verlaufender Schwangerschaft bis zum Ende des siebten Monats ärztliche Untersuchungen alle vier, danach alle zwei Wochen vor. Die von uns gefundenen Abstände entsprechen im großen und ganzen diesen Richtlinien - die meisten Ärzte bestellen beim Besuch gleich für den nächsten Termin ein und können damit die Untersuchungsabstände kontrollieren - allerdings finden sich auch hier Unterschiede zwischen deutschen und ausländischen Frauen: 48 % der Vorsorgebesuche deutscher, aber 56 % derer von ausländischen Frauen wiesen Zeitabstände von mehr als vier Wochen auf und stehen damit nicht in strenger Übereinstimmung mit den Mutterschaftsrichtlinien. Immer noch 18 % der Besuchstermine deutscher und 20 % derer ausländischer Frauen lagen mehr als sechs Wochen auseinander. Werden durch diese Frauen auch andere Angebote nicht wahrgenommen, so kann von einer kontinuierlichen Betreuung nicht ausgegangen werden.

3.4 Struktur der erbrachten ärztlichen und labordiagnostischen Leistungen in der Schwangerenvorsorge

Im folgenden wird versucht, den Inhalt der Betreuung in der Schwangerschaft anhand der abgerechneten ärztlichen und labordiagnostischen Leistungen zu erhellen und durch den Vergleich unterschiedlicher Gruppen von Frauen Einflußfaktoren des Inanspruchnahme- und Leistungsgeschehens zu bestimmen, soweit dies aufgrund hochformalisierter Daten möglich ist.

Tabelle 6 stellt die durchschnittliche Zahl von Arztbesuchen, die Zahl der erbrachten Leistungen je Frau sowie die Zahl der Leistungen pro Besuch nach Altersgruppen, nach der Nationalität der Frau, nach der Fachrichtung des Arztes und nach der Dauer der Betreuung gegenüber.

Tab. 6: Durchschnittliche Zahl von Vorsorgebesuchen, erbrachten Leistungen sowie Leistungen pro Besuch nach dem Alter der Frauen, der Nationalität, der Fachrichtung des Arztes und der Dauer der Betreuung.

	Vorsorgebesuche	Leistungen	Leistungen pro Besuch
1. Alter			
unter 18 Jahre	3,9	7,1	1,81
18 bis 35 Jahre	5,4	9,6	1,79
über 35 Jahre	4,7	8,6	1,84
2. Nationalität			
deutsche Frauen	5,5	10,1	1,84
ausländische Frauen	4,9	8,4	1,71
3. Fachrichtung Arzt			
Gynäkologe	5,4	9,7	1,79
Praktischer Arzt	4,5	7,0	1,55
4. Dauer der Betreuung			
unter 85 Tagen	2,8	4,6	1,63
85 bis 168 Tage	5,7	9,9	1,73
über 168 Tage	7,5	15,0	2,00

Insgesamt fanden 5,2 Vorsorgeuntersuchungen je betreuter Frau statt; zusammen mit den - teilweise durch Fachärzte für Laboratoriumsmedizin außerhalb erbrachten - Laborleistungen wurden im Durchschnitt 9,35 Leistungen abgerechnet. JÜNKE berechnete bei 1000 versicherten Frauen der AOK Hannover durchschnittlich 7,02 Leistungen pro Vorsorgefall. Die Differenz läßt sich vermutlich zum größten Teil durch die geringere Zahl von Arztkontakten erklären (1).

Vergleicht man die Zahl der Besuche nach dem Alter der Frauen, so nahmen Frauen unter 18 oder über 35 Jahren die Vorsorgeangebote seltener in Anspruch. Entsprechend geringer ist in diesen Altersgruppen auch die Zahl abgerechneter Leistungen.

Der Quotient aus Leistungen und Besuchen ergibt nur minimale Differenzen zwischen den Altersgruppen. Es ist also nicht davon auszugehen, daß die selteneren - und späteren - Arztkontakte der sehr jungen und der älteren Frauen durch erhöhte 'Intensität' der Betreuung - gemessen an der Zahl der abgerechneten Leistungen - bei den einzelnen Terminen kompensiert würden.

Deutlicher wird dies beim Vergleich deutscher und ausländischer Frauen. Hier zeigt sich, daß bei ausländischen Frauen - auch wenn man den Einfluß seltenerer Besuche ausschaltet - eine geringere Zahl von Leistungen je Schwangerschaft erbracht wird.

Eine ähnlich deutliche Differenz findet sich auch zwischen Gynäkologen und praktischen Ärzten. Letztere rechnen 14 % weniger Leistungen je Besuch ab.

Es ist naheliegend, daß mit der Dauer der Betreuung auch die Zahlen der Vorsorgebesuche und der erbrachten Leistungen steigen. Allerdings steigt offensichtlich auch die Intensität der Betreuung beim einzelnen Besuch (von 1,6 auf 2,0 Leistungen je Besuch bei längeren Vorsorgeverläufen).

Ein solcher Vergleich von Durchschnittszahlen verlangt eine Aufschlüsselung der einzelnen Leistungen, die diesen Berechnungen zugrunde liegen: Tabelle 7 gibt die Zahl der ärztlichen und labormedizinischen Leistungen je Fall für deutsche und ausländische Frauen an. In Klammern sind jeweils die um die geringere Besuchshäufigkeit korrigierten Werte der ausländischen Frauen angegeben. Auch unter Berücksichtigung dieser Korrektur werden alle Einzelleistungen bei ausländischen Frauen seltener erbracht (Tab. 7, Spalte 1 und Spalte 3). Die einzige Ausnahme bildet die "Erstuntersuchung nach Feststellung der Schwangerschaft", die bei jeweils 76 % der deutschen und ausländischen Frauen abgerechnet wurde. Hier ist eine Korrektur um die Dauer der Betreuung nicht sinnvoll, da diese Leistung nur einmal pro Schwangerschaft abgerechnet werden kann. Daß diese Leistung nicht bei jeder betreuten Frau abgerechnet wurde, kann mit der teilweise fehlenden Bekanntheit dieser Leistungsposition zusammenhängen. JÜNKE (2) referiert, daß sie 1971 in 82,9 % aller Fälle abgerechnet wurde.

Auffallend sind die Differenzen zwischen deutschen und ausländischen Frauen bei Blutabnahmen, Harnsediment, der Bestimmung des Hämoglobinwerts, der Testung auf Blutgruppenunverträglichkeit und bei der Bestimmung des Röteln-Antikörpertiters. Diese Untersuchungen werden jeweils bei ausländischen Frauen um ein Drittel bis zur Hälfte seltener vorgenommen als bei deutschen Frauen.

Tab. 7: Leistungen je Frau nach der Art der Leistung und der Nationalität der Frau (in KLammern erwartete Zahl von Leistungen für ausländische Frauen bei gleicher Anzahl von Arztbesuchen wie deutsche Frauen).

Leistung	Deutsche Frauen	Ausländische Frauen	Ausl. Fr. mit Korrektur
Beratung	0,33	0,27	(0,30)
Erstuntersuchung	0,76	0,76	(0,76)
eingehende Untersuchung	3,44	3,12	(3,43)
Blutentnahme	0,86	0,70	(0,77)
Harnsediment	1,83	1,27	(1,39)
Hb-Bestimmung	0,41	0,28	(0,31)
Leukoz.-/Erythroz.-Zählung	0,23	0,20	(0,21)
Blutgruppe	0,38	0,33	(0,36)
Blutgruppenunverträglichkt.	0,41	0,30	(0,33)
Lues-Flockungsreaktion	0,52	0,46	(0,51)
HAH-Röteln	0,33	0,20	(0,22)
übrige Laborleistungen	0,63	0,51	(0,56)
Summe	10,31	8,40	(9,15)

Die Bestimmung des Hämoglobin-Werts wurde beispielsweise bei 41 von 100 deutschen, aber nur 28 von 100 ausländischen Frauen (mit Korrektur: 31 von 100 ausländischen Frauen) gesondert abgerechnet. Dieser Befund ist angesichts der häufig berichteten höheren Anämiehäufigkeit ausländischer Frauen zumindest erstaunlich (3). Die "eingehende Untersuchung" enthält zwar ebenfalls eine Bestimmung des Hb-Werts, jedoch wurde auch diese Leistung bei ausländischen Frauen seltener erbracht.

In Tabelle 8 sind die je Frau erbrachten einzelnen Leistungen nach Altersgruppen gegenübergestellt. Die festgestellten geringeren Durchschnittswerte der Frauen unter 18 oder über 35 Jahren bestätigen sich auf der Ebene der Einzelleistungen. In der jüngsten Altersgruppe findet offensichtlich ein geringfügiger Austausch zwischen Beratungen und eingehenden Untersuchungen statt. Insbesondere die letztgenannte Leistung, der innerhalb der ambulanten Schwangerenvorsorge zentrale Bedeutung zukommt, wird - auch im Zusammenhang mit den geringeren Besuchsfrequenzen - bei jungen Frauen in erheblich geringerem Umfang durchgeführt.

Nur bei 17 % der jungen Frauen wurde der Röteln-Antikörper-Titer bestimmt. Allerdings hatten auch nur 23 % dieser Frauen innerhalb der ersten drei Monate - also dem Zeitraum, in dem eine solche Untersuchung in erster Linie sinnvoll ist - erstmalig einen Arzt aufgesucht. Insofern ist in dieser Gruppe die Relation von früh erfaßten Frauen zu durchgeführten Röteln-Tests sogar günstiger als in den höheren Altersgruppen. Wie weiter unten bei der Betrachtung der Verteilung der einzelnen Leistungen über die Monate der Schwangerschaft gezeigt werden wird, unterscheiden sich die sehr jungen Frauen bei dieser Untersuchung von allen anderen Frauen gerade dadurch, daß sehr viele Röteln-Tests erst im vierten bis sechsten Monat durchgeführt werden. Dies relativiert die Aussage über die Relation der Untersuchungen zu den früh erfaßten Frauen in Richtung auf eine insgesamt sehr ungünstige Situation bei den jungen Frauen.

Tab. 8: Leistungen je Frau nach der Art der Leistungen und dem Alter der Frau.

Leistung	unter 18 J.	18 bis 35 J.	über 35 J.
Beratung	0,32	0,30	0,29
Erstuntersuchung	0,70	0,77	0,76
eingehende Untersuchung	2,26	3,38	2,98
Blutentnahme	0,70	0,82	0,74
Harnsediment	1,16	1,59	1,40
Hb-Bestimmung	0,26	0,36	0,28
Leukoz.-/Erythroz.-Zählung	0,21	0,23	0,19
Blutgruppe	0,35	0,38	0,39
Blutgruppenunverträglichkt.	0,20	0,39	0,32
Lues-Flockungsreaktion	0,34	0,52	0,49
HAH-Röteln	0,17	0,29	0,25
übrige Laborleistungen	0,39	0,61	0,54
Summe	7,06	9,64	8,635

Ein Vergleich nach der Fachrichtung des Arztes (Tabelle 9) zeigt charakteristische Unterschiede vor allem bei der Gebührenordnungsposition 1, der Beratung (4). Sie wurde von praktischen Ärzten je Frau fast viermal so häufig erbracht wie von Gynäkologen. Demgegenüber wurden eingehende Untersuchungen, die wesentlich ausführlichere ärztliche und einige labordiagnostische Leistungen beinhalten, von Gynäkologen wesentlich häufiger abgerechnet (3,5 gegenüber 2,1 mal je Frau).

Bei den übrigen Laborleistungen ist das Bild uneinheitlich: Blutentnahmen, Harnsediment-Untersuchungen, Bestimmungen der Blutgruppe und eventueller Unverträglichkeiten, Lues- und Röteln-Tests wurden von Gynäkologen wesentlich häufiger durchgeführt oder veranlaßt, während praktische Ärzte mehr Hb-Bestimmungen und Zählungen von Leukozyten und Erythrozyten abrechneten. Allerdings ist die Hb-Bestimmung - wie erwähnt - Bestandteil der Abrechnungsposition 25 (eingehende Untersuchung), so daß nicht davon auszugehen ist, daß sie insgesamt bei praktischen Ärzten häufiger durchgeführt wurde.

Tab. 9: Leistungen je Frau nach der Art der Leistung und der Fachrichtung des Arztes.

Leistung	Gynäkologen	Prakt.Ä./Allgemeinmed.
Beratung	0,23	0,85
Erstuntersuchung	0,78	0,61
eingehende Untersuchung	3,47	2,09
Blutentnahme	0,84	0,43
Harnsediment	1,67	0,67
Hb-Bestimmung	0,33	0,53
Leukoz.-/Erythroz.-Zählung	0,19	0,41
Blutgruppe	0,38	0,27
Blutgruppenunverträglichkt.	0,38	0,21
Lues-Flockungsreaktion	0,52	0,34
HAH-Röteln	0,30	0,12
übrige Laborleistungen	0,60	0,44
Summe	9,69	6,97

Die - nicht arztspezifisch berechneten - Leistungen in Hannover 1971 liegen je Vorsorgefall in der Regel zwischen den Werten, die wir für Gynäkologen und praktische Ärzte berechnet haben (5). Charakteristische Ausnahmen bilden die in Hannover häufiger abgerechnete Erstuntersuchung und die nur in sehr geringem Umfang erbrachten serologischen Leistungen. Hier drücken sich bei unseren Zahlen ganz sicher Veränderungen der Richtlinien aus, die insgesamt zu einer Intensivierung der labormedizinischen Untersuchungen geführt haben.

Tabelle 10 gibt zur Vervollständigung des Bilds die Zahl der Leistungen nach der Dauer der Betreuung an. Erwartungsgemäß steigen in allen Einzelpositionen die Werte mit der Betreuungsdauer an; dies gilt besonders ausgeprägt für eingehende Untersuchungen - das "Kernstück" der Schwangerenvorsorge - und Harnsedimente. Die eingehende Untersuchung, die die Bestimmung des Hämoglobinwerts in der späteren Schwangerschaft einschließt, und die Untersuchung des Harnsediments zur Früherkennung von Harnwegsinfekten und der EPH-Gestose sollten regelmäßig bei jeder Vorsorgeuntersuchung durchgeführt werden. Bei einem an den Richtlinien orientierten "Normalfall" müßten sich also an die Erstuntersuchung noch neun eingehende Untersuchungen und ebenso viele Kontrollen des Harnsediments anschließen. Es scheint jedoch ein von vielen Ärzten geübtes Verfahren zu sein, nur bei jedem zweiten Besuch ein Harnsediment zu beurteilen. Zählt man Beratung, Erstuntersuchung und eingehende Untersuchungen zusammen, so ergeben sich in der lange betreuten Gruppe durchschnittlich 7,1 ärztliche Untersuchungen pro Schwangerschaft, in der kurz betreuten sind es dagegen weniger als zwei.

Tab. 10: Leistungen je Frau nach der Art der Leistung und der Dauer der Betreuung.

Leistung	unter 85 T.	85 - 168 T.	über 168 T.
Beratung	0,16	0,39	0,41
Erstuntersuchung	0,64	0,80	0,90
eingehende Untersuchung	1,05	3,52	5,79
Blutentnahme	0,51	0,84	1,15
Harnsediment	0,53	1,52	2,80
Hb-Bestimmung	0,16	0,38	0,56
Leukoz.-/Erythroz.-Zählung	0,12	0,26	0,31
Blutgruppe	0,26	0,40	0,51
Blutgruppenunverträglichkt.	0,22	0,42	0,53
Lues-Flockungsreaktion	0,37	0,55	0,68
HAH-Röteln	0,17	0,27	0,43
übrige Laborleistungen	0,36	0,57	0,90
Summe	4,55	9,92	14,97

Abbildung 23 soll einen Überblick über die relative Häufigkeit der einzelnen Leistungen im Rahmen der Schwangerenvorsorge geben. Ganz im Vordergrund steht die "eingehende Untersuchung" mit rund einem Drittel aller abgerechneten Leistungen, gefolgt von Untersuchungen des Harnsediments, Blutentnahmen und Erstuntersuchungen. Alle weiteren - überwiegend labormedizinischen - Untersuchungen nehmen vergleichsweise geringeren Raum ein, vor allem deshalb, weil sie im allgemeinen nur ein- oder zweimal je Schwangerschaft erbracht werden sollen. Dies bedeutet nicht, daß sie für die Betrachtung der Gesamtversorgung von untergeordneter Bedeutung wären.

Neben der absoluten oder relativen Häufigkeit einzelnen Leistungen ist von Bedeutung, in welcher Phase der Schwangerschaft sie erbracht werden. Um die Auseinandersetzung mit dieser trockenen Materie zu erleichetern und den Leser nicht über Gebühr zu belasten, haben wird die einzelnen Leistungen in ihrer Verteilung über die Schwangerschaft in einer Serie von Abbildungen dargestellt, wobei die Verläufe nach der Nationalität und dem Alter der Frau, der Fachrichtung des Arztes und der Dauer der Betreuung verglichen werden.

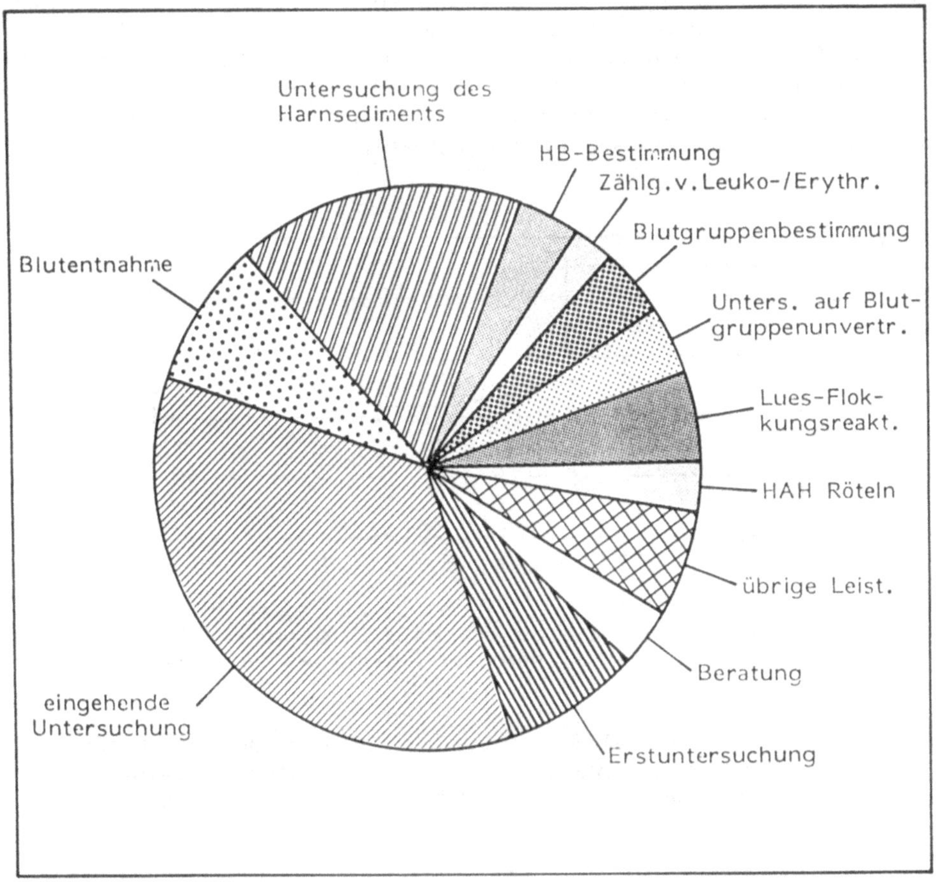

Abb. 23: Relative Häufigkeit der einzelnen Leistungen in der Schwangerenvorsorge.

Die Abbildungen 24 bis 27 zeigen die Verteilung der Summe aller Leistungen über die Schwangerschaft. Hier und im folgenden wurde jeweils auf alle Frauen der jeweiligen Gruppe relativiert, so daß sich die Gesamtzahlen der Leistungen als Addition der neun aufgetragenen Schwangerschaftsmonate ergeben.

Die Verteilungskurve der ausländischen Frauen liegt in allen Monaten, insbesondere aber am Anfang der Schwangerschaft, deutlich unter den Werten der deutschen Frauen.

Eine recht ähnliche Verteilung ergibt sich beim Vergleich von Gynäkologen und praktischen Ärzten. Es wäre aber ein Fehlschluß, hieraus zu entnehmen, die Konfiguration für die ausländischen Frauen ergebe sich aus ihrer häufigeren Betreuung bei praktischen Ärzten oder umgekehrt, die ausländischen Frauen bedingten die Verlaufskurve der praktischen Ärzte. Sicherlich bestehen solche gegenseitigen Abhängigkeiten, gleichzeitig erhalten aber auch deutsche Frauen bei praktischen Ärzten weniger Leistungen, als dem Gruppendurchschnitt entspricht.

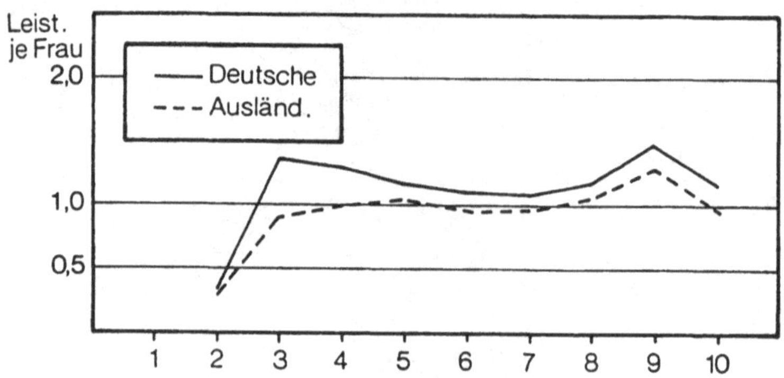

Abb. 24: Verteilung der je Frau erbrachten Leistungen über die Monate der Schwangerschaft nach der Nationalität der Frauen.

Außerdem werden fast 80 % der ausländischen Frauen bei Gynäkologen betreut, so daß durch die unterschiedliche Leistungsstruktur bei den beiden Arztrichtungen höchstens zusätzliche Effekte entstehen.

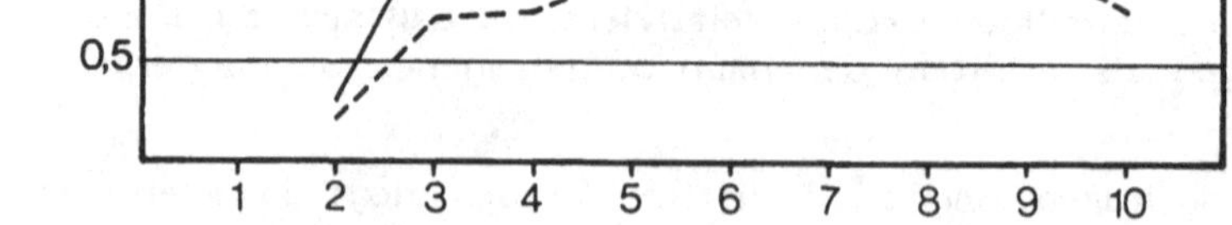

Abb. 25: Verteilung der je Frau erbrachten Leistungen über die Monate der Schwangerschaft nach der Fachrichtung des Arztes.

Beim Vergleich nach dem Alter der Frau fällt die abweichende Kurve der Frauen unter 18 Jahren auf. Der spätere Betreuungsbeginn drückt sich hier sehr deutlich aus.

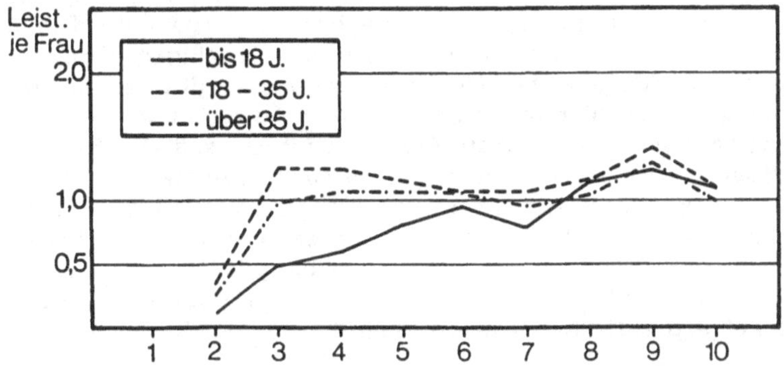

Abb. 26: Verteilung der je Frau erbrachten Leistungen über die Monate der Schwangerschaft nach dem Alter der Frauen.

Vergleicht man die in den einzelnen Monaten je Frau erbrachten Leistungen nach der Dauer der Betreuung, so entstehen grundlegend verschiedene Verlaufskurven. Die Kurve der lang betreuten Frauen zeigt Extremwerte am Beginn und am Ende der Schwangerschaft. Sie drückt am deutlichsten das aus, was in den Mutterschaftsrichtlinien unter einer angemessenen Betreuung verstanden wird: intensive, auch labordiagnostische Betreuung vor allem im ersten und letzten Trimenon. Demgegenüber ergibt sich bei der mittleren und der kurz betreuten Gruppe ein eher gleichförmiger Verlauf ohne deutliche Häufigkeitsgipfel. Die unterschiedlichen Betreu-

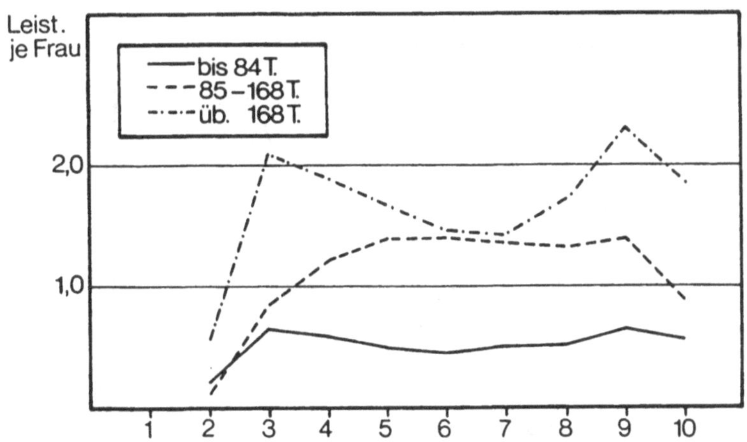

Abb. 27: Verteilung der je Frau erbrachten Leistungen über die Monate der Schwangerschaft nach der Dauer der Betreuung.

ungsbeginne (in der mittleren Gruppe oft erst im 5. oder 6. Monat) verwischen das Bild, da der diagnostische Aufwand zu Beginn einer Betreuung immer höher sein wird.

In den Abbildungen 28 bis 38 sind die einzelnen Leistungen je Schwangerschaftsmonat für ausländische und deutsche Frauen dargestellt. Die Werte beziehen sich auf die Gesamtzahl der Frauen der jeweiligen Gruppe. Bei den Beratungen und den eingehenden Untersuchungen gibt es nur geringfügige Unterschiede, die "Erstuntersuchung nach Feststellung der Schwangerschaft" erfolgt bei ausländischen Frauen deutlich später, Blutentnahmen, Harnsedimente und Bestimmungen des Hämoglobinwerts sind im gesamten Verlauf seltener, Untersuchungen der Blutgruppe und auf Blutgruppenunverträglichkeit finden bei deutschen Frauen weit häufiger bereits im ersten Trimenon (wie empfohlen) statt, dasselbe gilt für die Lues-Flokkungsreaktion und vor allem für den Test auf Röteln-Antikörper, der nach dem 4. Monat keine praktische Relevanz mehr hat.

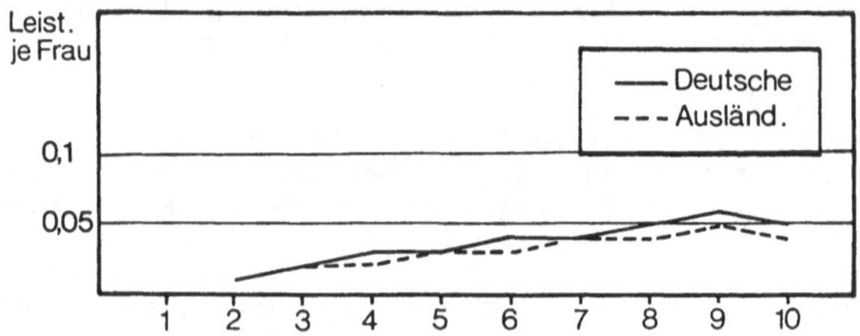

Abb. 28: Zahl der Beratungen (1) je Frau in den einzelnen Schwangerschaftsmonaten nach der Nationalität der Frauen.

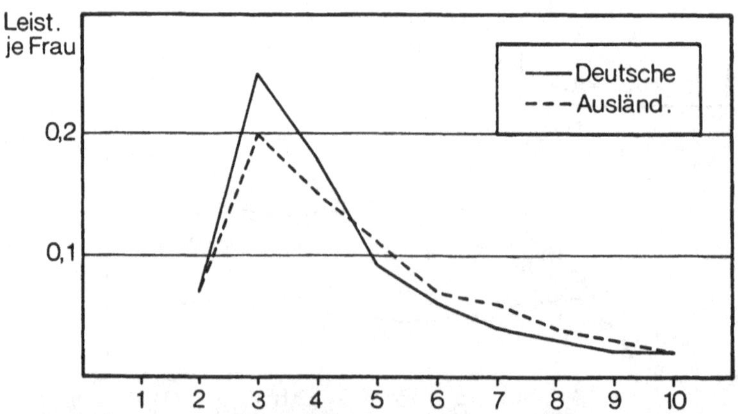

Abb. 29: Erstuntersuchungen (1071) je Frau in den einzelnen Schwangerschaftsmonaten nach der Nationalität der Frauen.

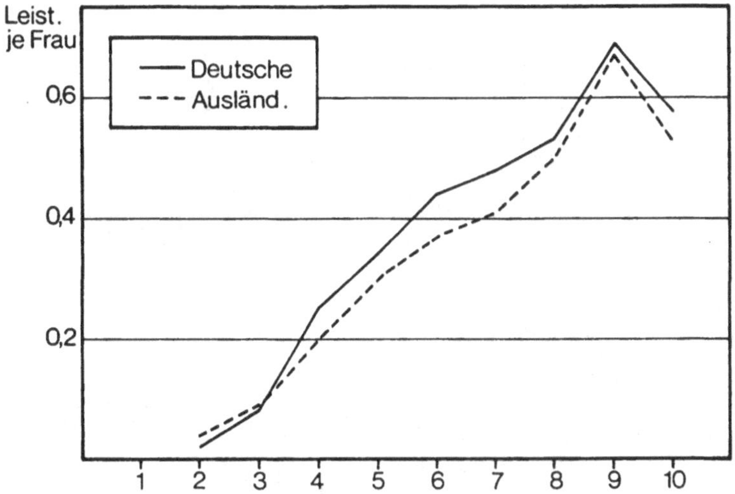

Abb. 30: Zahl eingehender Untersuchungen (25) je Frau in den einzelnen Schwangerschaftsmonaten nach der Nationalität der Frauen.

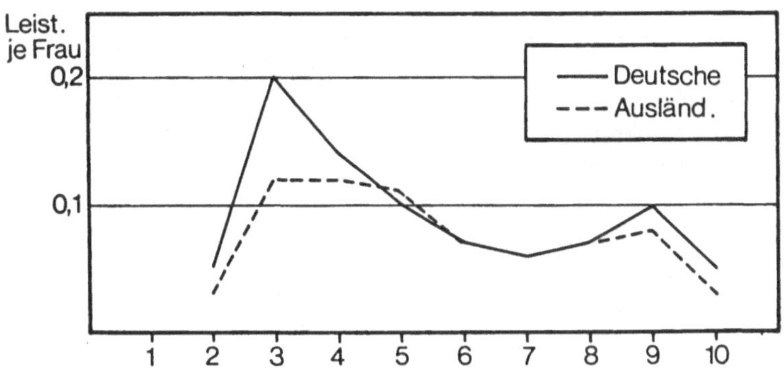

Abb. 31: Blutentnahmen (27) je Frau in den einzelnen Schwangerschaftsmonaten nach der Nationalität der Frauen.

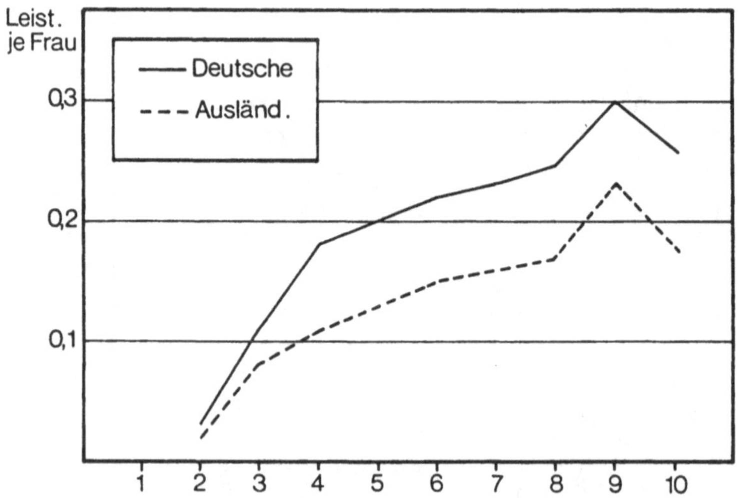

Abb. 32: Zahl mikroskopischer Untersuchungen des Harnsediments (5055) je Frau in den einzelnen Schwangerschaftsmonaten nach der Nationalität der Frauen.

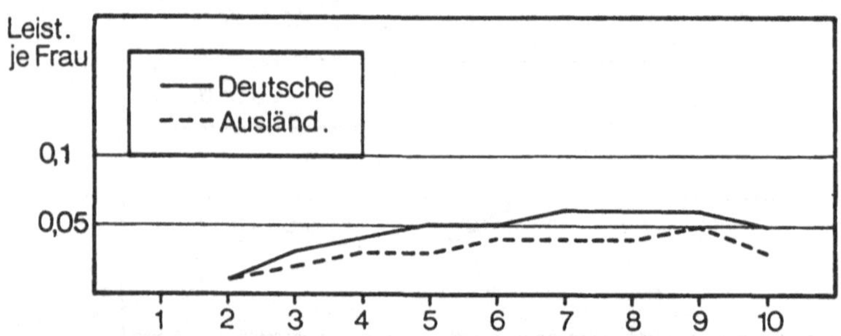

Abb. 33: Zahl der Bestimmungen des Hämoglobin-Werts (4615) je Frau in den einzelnen Schwangerschaftsmonaten nach der Nationalität der Frauen.

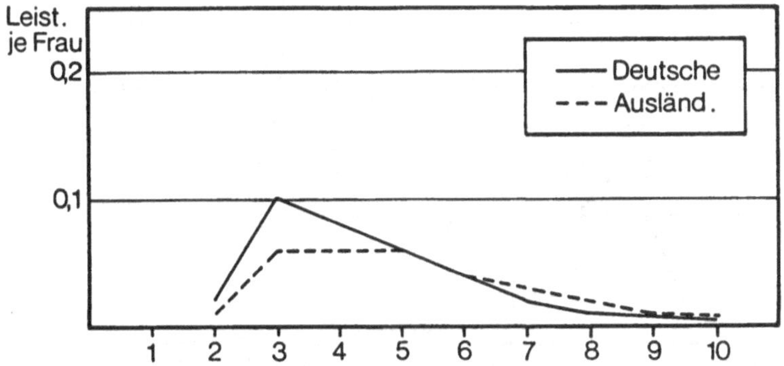

Abb. 34: Serologische Blutgruppenuntersuchungen (5361) je Frau in den einzelnen Schwangerschaftsmonaten nach der Nationalität der Frauen.

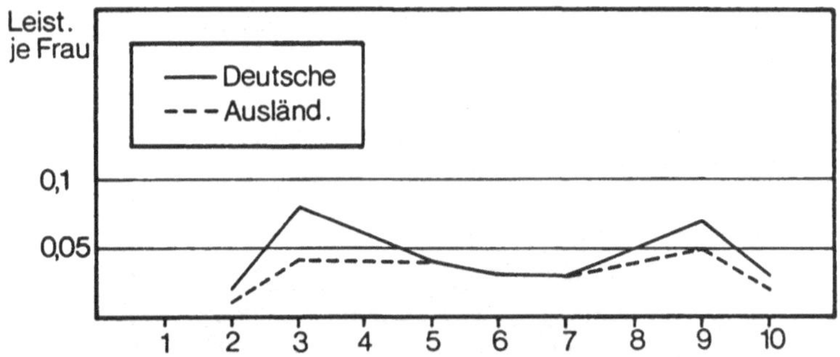

Abb. 35: Untersuchungen auf Blutgruppenunverträglichkeit (5355) je Frau in den einzelnen Schwangerschaftsmonaten nach der Nationalität der Frauen.

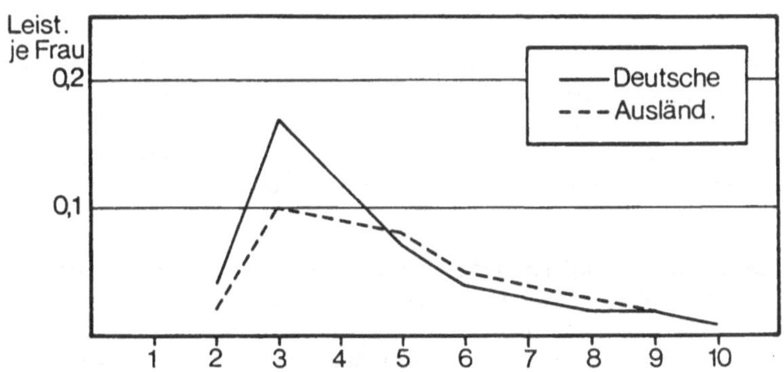

Abb. 36: Tests auf Lues-Flockungsreaktion (5345) je Frau in den einzelnen Schwangerschaftsmonaten nach der Nationalität der Frauen.

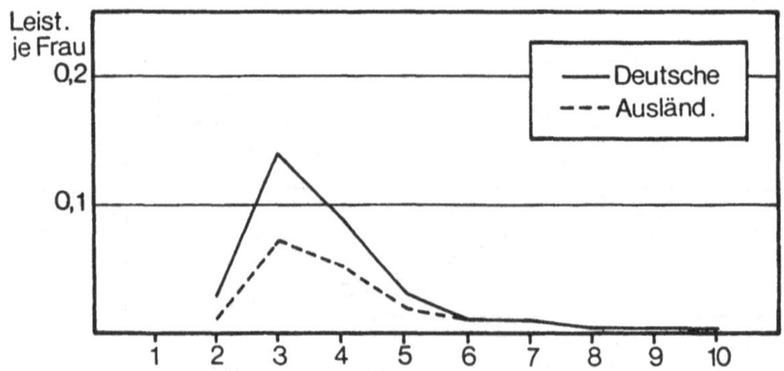

Abb. 37: Nachweise von Röteln-Antikörpern (5380) je Frau in den einzelnen Schwangerschaftsmonaten nach der Nationalität der Frauen.

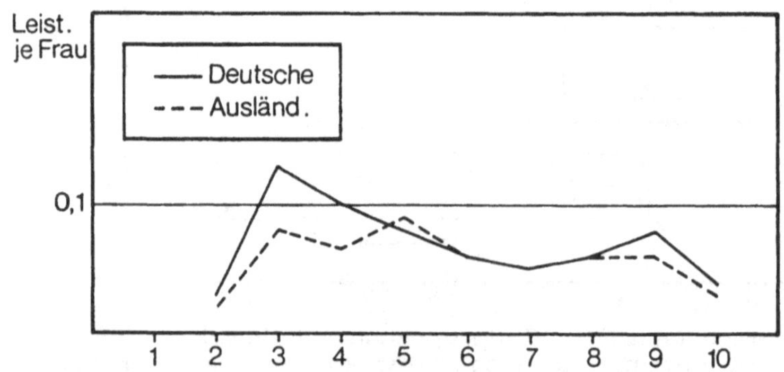

Abb. 38: Zahl weiterer Leistungen je Frau in den einzelnen Schwangerschaftsmonaten nach der Nationalität der Frauen.

Stellt man einen analogen Vergleich nach dem Alter der Frauen an, so entspricht dem späteren Beginn der Vorsorge bei sehr jungen Frauen die in allen Monaten der Schwangerschaft geringere Zahl von Leistungen. Die Abbildungen 39 und 40 stellen dies für die beiden wichtigsten Leistungen, die eingehende Untersuchung und die Untersuchung des Harnsediments, dar.

Erstuntersuchungen, Blutentnahmen, Bestimmungen der Blutgruppe und Tests auf Lues und Röteln werden bei jungen Frauen nicht nur - wie beschrieben - seltener, sondern auch erheblich später vorgenommen. Maximale Werte werden hier im fünften und sechsten Monat erreicht.

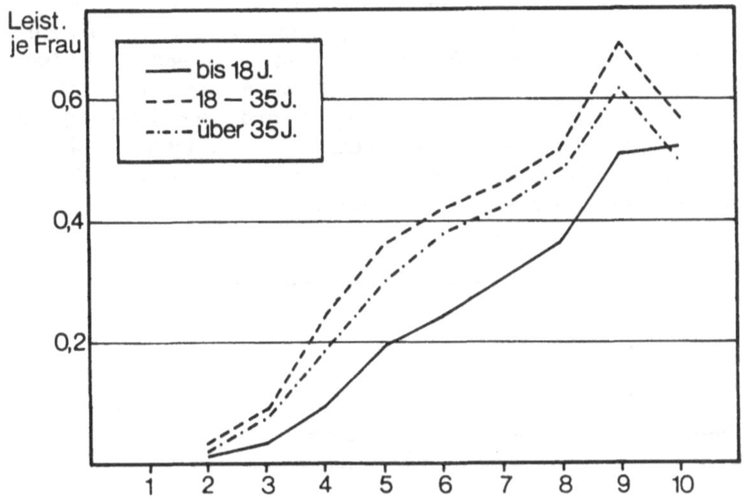

Abb. 39: Zahl von eingehenden Untersuchungen (25) je Frau in den einzelnen Schwangerschaftsmonaten nach dem Alter der Frauen.

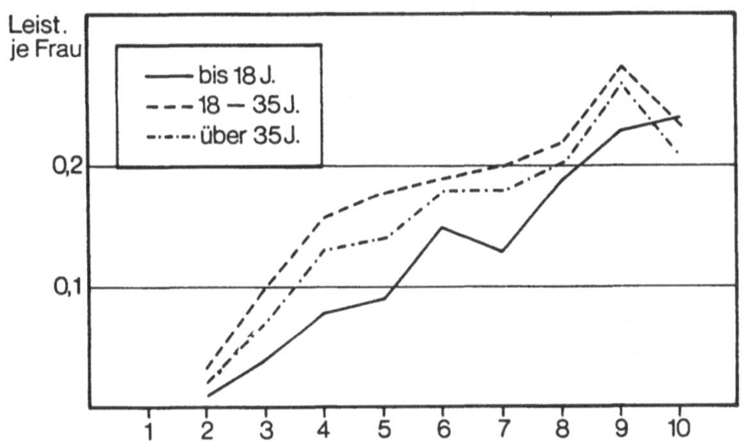

Abb. 40: Zahl der Untersuchungen des Harnsediments (5055) je Frau in den einzelnen Schwangerschaftsmonaten nach dem Alter der Frauen.

In den Abbildungen 41 bis 47 sind die Verteilungen der einzelnen Leistungen über die Schwangerschaft nach der Fachrichtung des Arztes dargestellt. Die sehr unterschiedliche Häufigkeit der Abrechnung von Beratungen oder eingehenden Untersuchungen bei Gynäkologen und praktischen Ärzten wurde bereits erwähnt. Es zeigt sich, daß die Differenz im

Schwangerschaftsverlauf zunimmt. Die Erstuntersuchung wird von praktischen Ärzten deutlich seltener und etwas später durchgeführt. Blutentnahmen erfolgen bei Fachärzten für Frauenheilkunde erheblich häufiger und zeigen ausgeprägte Gipfel im dritten und im neunten Monat. Die Verläufe der Gynäkologen stehen hier eindeutig in größerer Übereinstimmung mit den Mutterschaftsrichtlinien, die Blutuntersuchungen - wofür die Entnahme von Blut die Voraussetzung ist - möglichst früh und evtl. noch einmal am Ende der Schwangerschaft vorsehen.

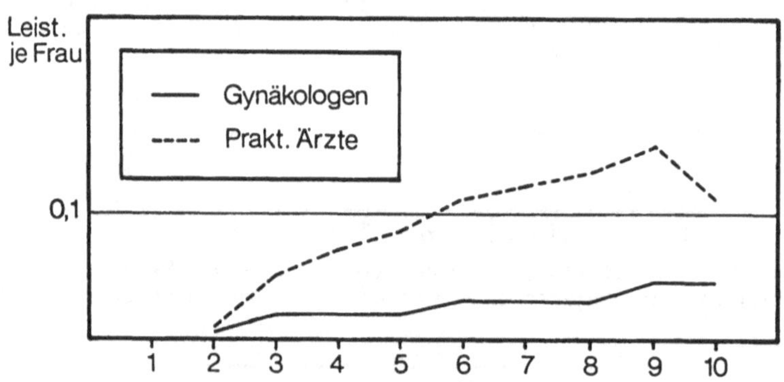

Abb. 41: Zahl der Beratungen je Frau in den einzelnen Schwangerschaftsmonaten nach der Fachrichtung des Arztes.

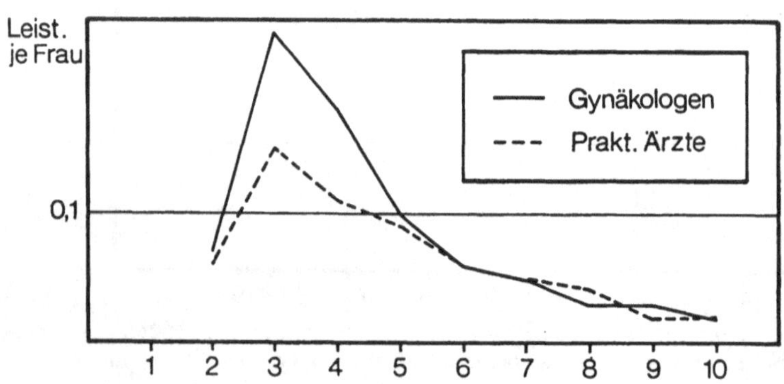

Abb. 42: Zahl der Erstuntersuchungen (1071) je Frau in den einzelnen Schwangerschaftsmonaten nach der Fachrichtung des Arztes.

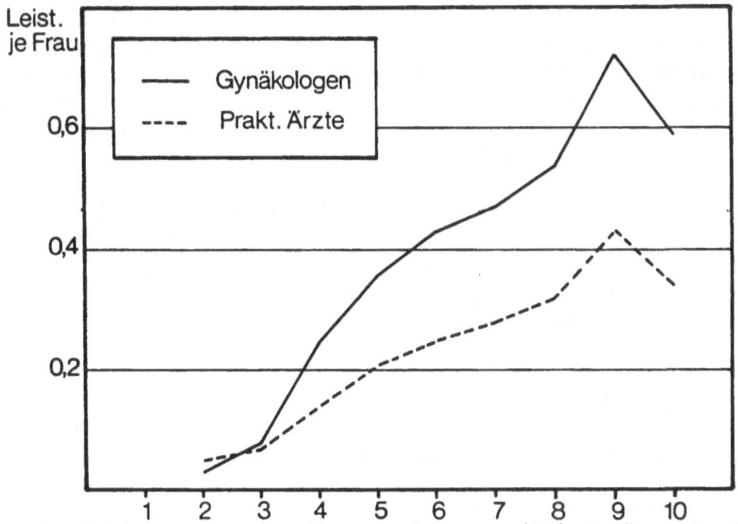

Abb. 43: Zahl eingehender Untersuchungen (25) je Frau in den einzelnen Schwangerschaftsmonaten nach der Fachrichtung des Arztes.

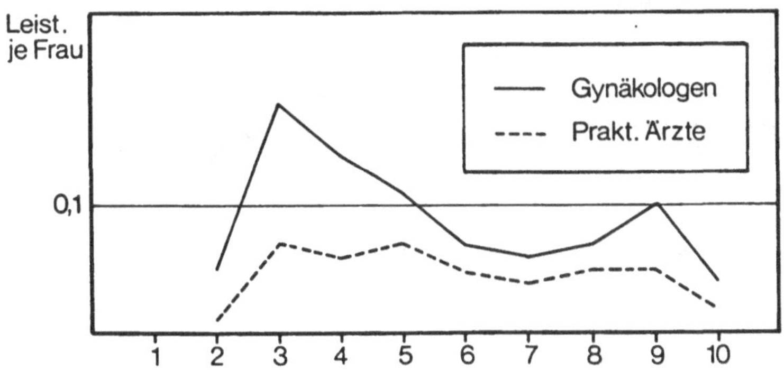

Abb. 44: Zahl von Blutentnahmen (27) je Frau in den einzelnen Schwangerschaftsmonaten nach der Fachrichtung des Arztes.

Eine sehr große Diskrepanz zwischen den Fachrichtungen finden wir bei den Untersuchungen des Harnsediments. Bei Gynäkologen sind die Verläufe der beiden Leistungen "eingehende Untersuchung" und "Untersuchung des Harnsediments" praktisch identisch. Allerdings sind die letztgenannten Untersuchungen nur halb so häufig wie erstere. Es bestätigt sich die oben ausgeführte Feststellung, daß Gynäkologen offensichtlich im Durchschnitt jeden zweiten Vorsorgetermin zur Untersuchung eines Harnsediments nutzen. Es gibt jedoch in den Richtlinien keine Bestimmung, daß nicht beide

Untersuchungen bei jedem Vorsorgetermin durchgeführt werden könnten. Teilweise wird dies explizit empfohlen (6). Insbesondere im zweiten Teil der Schwangerschaft, wenn die frühzeitige Diagnose einer EPH-Gestose wichtige Aufgabe der Schwangerenbetreuung ist - wofür eine Untersuchung des Harns auf Eiweiß unerläßlich ist - scheinen die vorgefundenen Abstände zwischen den einzelnen Untersuchungen zu groß.

Bei den praktischen Ärzten werden noch erheblich weniger Untersuchungen des Harns durchgeführt, offensichtlich auch nicht gekoppelt mit eingehenden Untersuchungen. Die von praktischen Ärzten erreichte Zahl von weniger als einem Harnsediment je betreuter schwangerer Frau dürfte als Durchschnitt zu niedrig sein.

Bei den Bestimmungen des Hämoglobinwerts und der Zählung der Erythrozyten und Leukozyten dreht sich das Verhältnis um: hier werden in allen Phasen der Schwangerschaft bei Frauen, die von praktischen Ärzten betreut werden, mehr Untersuchungen durchgeführt.

Die weiteren Leistungen (Blutgruppenuntersuchungen, Tests auf Lues und auf Röteln-Antikörper) wurden von praktischen Ärzten deutlich seltener und insgesamt später in der Schwangerschaft erbracht. Besonders deulich ist dies bei Untersuchungen der Blutgruppe, die bei Gynäkologen am häufigsten im dritten, bei praktischen Ärzten dagegen im fünften Monat der Schwangerschaft abgerechnet wird.

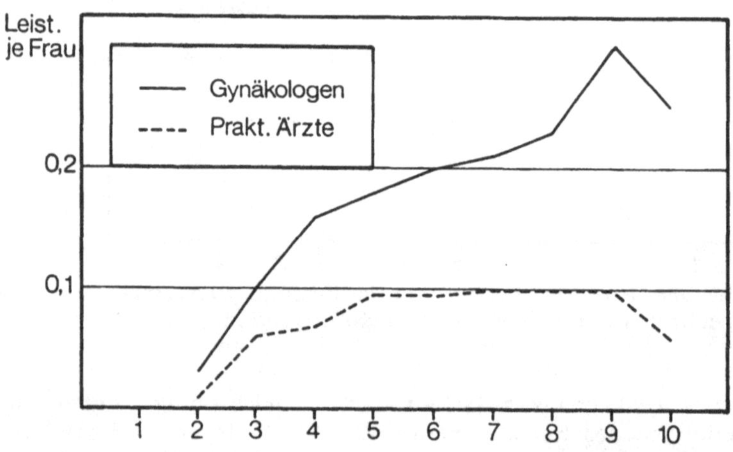

Abb. 45: Zahl von Untersuchungen des Harnsediments (5055) je Frau in den einzelnen Schwangerschaftsmonaten nach der Fachrichtung des Arztes.

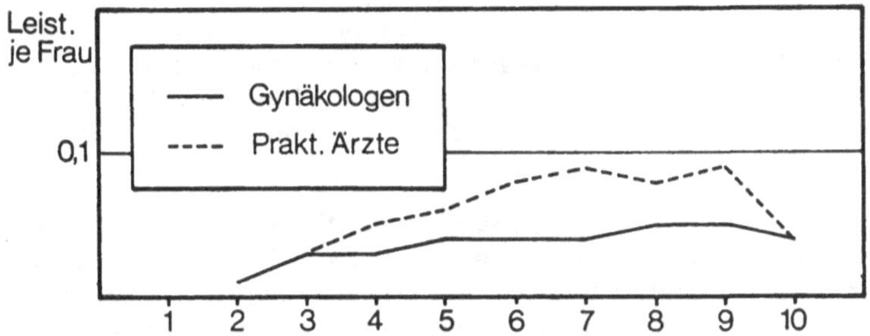

Abb. 46: Zahl der Bestimmungen des Hämoglobinwerts (4615) je Frau in den einzelnen Schwangerschaftsmonaten nach der Fachrichtung des Arztes.

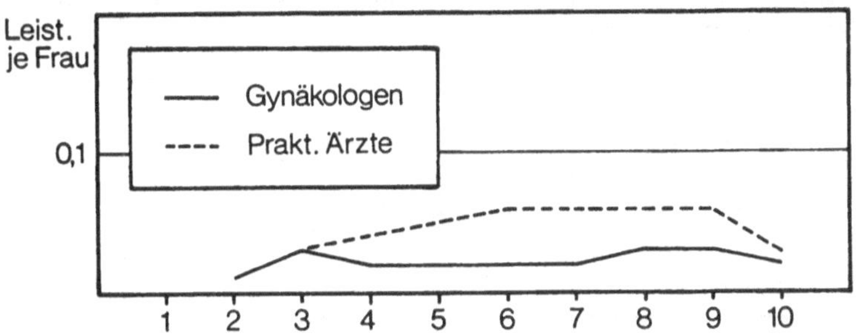

Abb. 47: Zahl der Bestimmungen des Leukozyten- oder Erythrozytenzahl (5142/5143) je Frau in den einzelnen Schwangerschaftsmonaten nach der Fachrichtung des Arztes.

Die Abbildungen 48 bis 53 stellen zum Abschluß der Analyse der Leistungsstruktur die Verteilung der Leistungen über die Monate der Schwangerschaft nach der Dauer der Betreuung vor. Wie nicht anders zu erwarten und durch die Abbildung 28 für den Durchschnitt aller Leistungen bereits gezeigt, unterscheiden sich die Verlaufskurven erheblich.

Nimmt man die Gruppe der mehr als sechs Monate - also hinsichtlich der Zeitdauer ausreichend - betreuten Frauen, so kann hier, deutlicher als beim Vergleich nach Alter, Nationalität oder Arztrichtung, gezeigt werden, daß vor allem zwei Arten von Leistungen zu unterscheiden sind: solche mit eindeutigen Schwerpunkten in bestimmten Monaten und solche, die gleichmäßig über die Schwangerschaft verteilt, mit zunehmender Intensität in den letzten Monaten, erbracht werden. Generell kann gesagt werden, daß die sehr einleuchtende Schwerpunktsetzung einzelner Leistungen in bestimmten Monaten, meist dem dritten, bei kürzer betreuten Frauen nicht oder nur in geringerem Umfang zu finden ist. Zu den Leistungen mit deutlicher Akzentsetzung gehören die Erstuntersuchungen - sie spiegeln den Beginn der Behandlung wider, da sie meist beim ersten Besuch berechnet werden -, die Blutentnahme mit Gipfeln im dritten und neunten Monat, sowie die Blutgruppen-Untersuchung, die Lues-Such-Reaktion und die Röteln-Antikörper-Reaktion mit ausgeprägten Extremwerten im dritten Monat. Wie erwähnt, entspricht dies den Empfehlungen in den Mutterschaftsrichtlinien.

Leistungen, die im Verlauf der Schwangerschaft an Intensität zunehmen, sind eingehende Untersuchungen mit sehr großen Differenzen zwischen den Gruppen (Abb. 48), Untersuchungen des Harnsediments (Abb. 51), des Hämoglobinwerts (Abb. 52) und in geringerem Maße auch die Beratungen. Faßt man die rein ärztlichen Tätigkeiten - Beratung, Erstuntersuchung und eingehende Untersuchung - zusammen, so treten die Differenzen zwischen den Gruppen noch deutlicher hervor (Abb. 49). Bei der lang betreuten Gruppe wird der Sprung von den vier- zu den zweiwöchigen Untersuchungsabständen im achten bis neunten Monat aus dem steilen Anstieg der Verlaufskurven erkennbar.

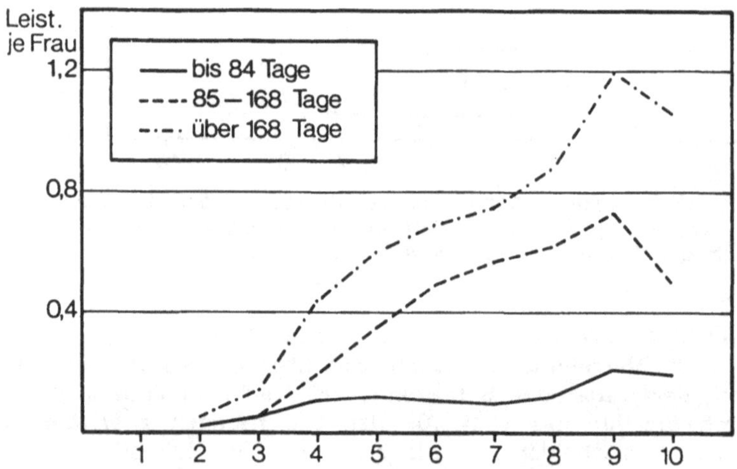

Abb. 48: Zahl der eingehenden Untersuchungen (25) je Frau in den einzelnen Schwangerschaftsmonaten nach der Dauer der Betreuung.

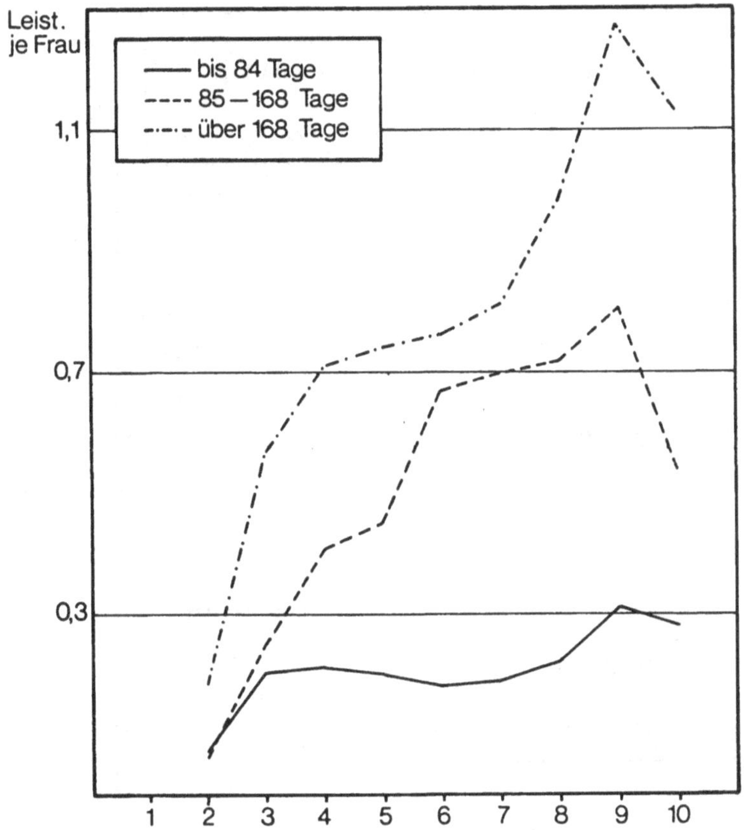

Abb. 49: Summe der erbrachten ärztlichen Leistungen je Frau in den einzelnen Schwangerschaftsmonaten nach der Dauer der Betreuung.

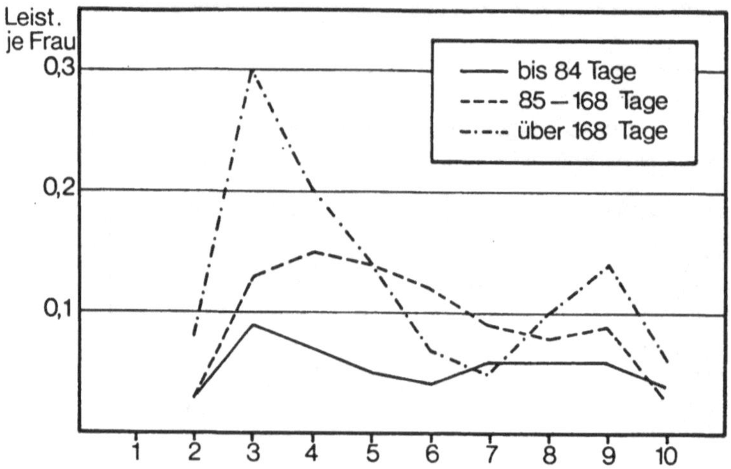

Abb. 50: Zahl der Blutentnahmen (27) je Frau in den einzelnen Schwangerschaftsmonaten nach der Dauer der Betreuung.

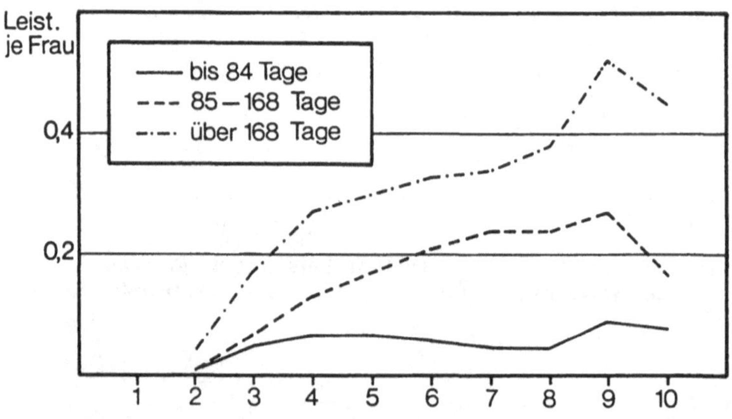

Abb. 51: Zahl der Untersuchungen des Harnsediments (5055) je Frau in den einzelnen Schwangerschaftsmonaten nach der Dauer der Betreuung.

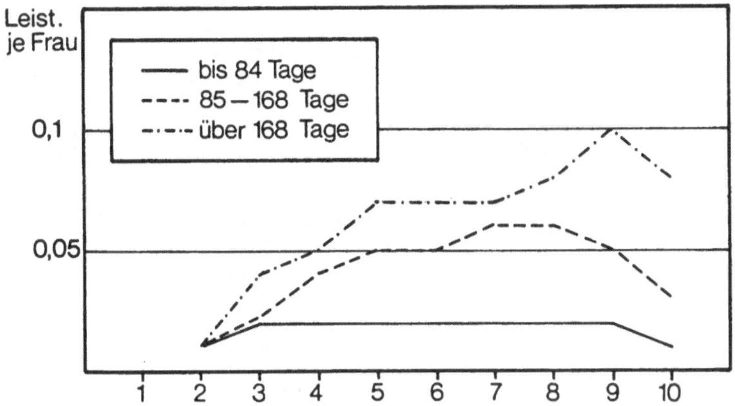

Abb. 52: Zahl der Bestimmungen des Hämoglobinwerts (4615) je Frau in den einzelnen Schwangerschaftsmonaten nach der Dauer der Betreuung.

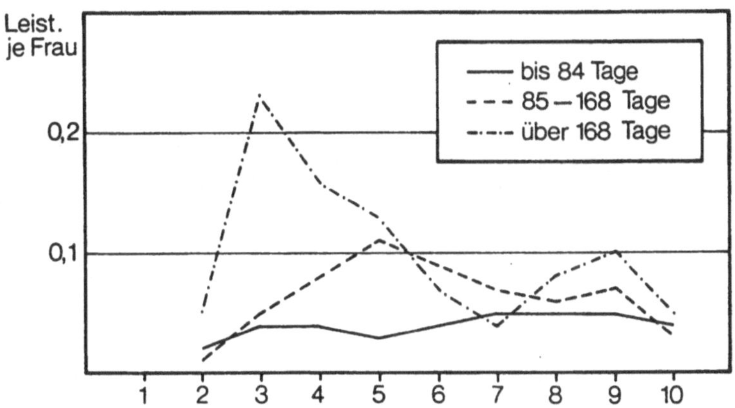

Abb. 53: Übrige Leistungen je Frau in den einzelnen Schwangerschaftsmonaten nach der Dauer der Betreuung.

4. Ärztliche Behandlung, Diagnosen und Verordnung von Medikamenten bei schwangeren Frauen

4.1 Vergleich mit der Schwangerenvorsorge

Als Ergänzung der Analyse der Mutterschaftsvorsorge wurden Diagnosen, ärztliche Leistungen und Verschreibungen bei schwangeren Frauen aufgrund von Daten der Krankenscheine und der eingelösten Rezepte erhoben.

Aus organisatorischen Gründen konnte dies nur für einen begrenzten Zeitraum und nur für eine Stichprobe von Ärzten geschehen. Es wurde die Zeitdauer eines Abrechnungsquartals gewählt und eine Stichprobe gezogen, die der aus der Analyse der Schwangerenvorsorge bekannten Verteilung der Ärzte entsprach.

Dennoch - was zum Teil organisatorischen Gründen zuzurechnen, zum Teil in der Fachgebietsbeschränkung begründet ist - gelangten überproportional viele Gynäkologen in die Stichprobe (93 % gegenüber 89 % in der Vorsorge). Gleichzeitig ergab sich eine leichte Übererfassung ausländischer Ärzte.

Die 58 Ärzte, die für das erhobene Quartal III/1975 ausgewählt wurden, betreuten im Rahmen der Schwangerenvorsorge 2885 Frauen, das sind 44 % aller in diesem Zeitraum betreuten Schwangeren. Für 2465 der im Rahmen der Mutterschaftsvorsorge betreuten Frauen wurde zusätzlich ein Krankenschein abgerechnet, das heißt, daß 85 % der betreuten Schwangeren gleichzeitig kurativ versorgt wurden.

Die Zusammenführung von Vorsorge- und Behandlungsfall ermöglichte aufgrund des im Vorsorgeschein angegebenen Entbindungsdatums eine Zuordnung von ärztlichen Leistungen und Verschreibungen zum Zeitpunkt der Schwangerschaft sowie eine - gröbere - Zuordnung der Diagnosen zu Phasen der Schwangerschaft. Eine genaue Zuordnung von Diagnosen ist schon deshalb nicht möglich, weil sie jeweils für ein Quartal pauschal vermerkt werden und nicht wie die übrigen Angaben mit einem genauen Datum versehen sind.

Die Anteile deutscher und ausländischer Frauen in der Behandlungsstichprobe entsprechen den Relationen in der Mutterschaftsvorsorge in demselben Quartal. Abweichend vom Gesamtdurchschnitt der Jahre 1975/76 waren im Quartal III/75 48,3 % der betreuten Frauen Deutsche und 51,7 % Ausländerinnen. In der Stichprobe fanden wir mit 48,1 % deutschen und 51,9 % ausländischen Frauen eine gute Übereinstimmung mit der Vorsorge.

Auch hinsichtlich der Altersstruktur bestehen kaum Differenzen zwischen Behandlungs- und Vorsorgegruppe: Frauen zwischen 18 und 35 Jahren waren in der behandelten Gruppe leicht überrepräsentiert (91,7 gegenüber 90,4 %), diejenigen unter 18 Jahren dagegen seltener vertreten (1,1 gegenüber 2,1 %). Frauen über 35 Jahren waren mit 7,5 % an den Vorsorge- und 7,2 % an den Behandlungsfällen beteiligt. Außer bei den sehr jungen Frauen entspricht die Altersstruktur der kurativ versorgten Schwangeren derjenigen der Frauen in der Mutterschaftsvorsorge.

Deutliche Unterschiede zwischen Vorsorge und Kuration fanden wir hinsichtlich des Versichertenstatus der Frauen. Waren in der Schwangerenvorsorge 66,8 % der Frauen selbst, 30,9 % als Familienangehörige mit- und 2,3 % über soziale Fürsorge versichert, so waren in der behandelten Gruppe 76 % selbst versicherte und 24 % mitversicherte Frauen. Frauen, die über soziale Fürsorge versichert waren, kamen in der behandelten Gruppe praktisch nicht vor (weniger als 0,1 %). Der höhere Anteil selbst versicherter Frauen in der behandelten Gruppe läßt sich plausibel mit den nur für berufstätige Frauen im Krankheitsfall erforderlichen Arbeitsunfähigkeits-Bescheinigungen erklären, deren Ausstellung auf Krankenschein abgerechnet wird.

Innerhalb des Quartals III/75 wurden ausländische und deutsche Frauen jeweils durchschnittlich 31 Tage lang kurativ betreut, zwischen erstem und letztem Behandlungstermin lag also im Mittel ein Kalendermonat.

In diesem Zeitraum fanden durchschnittlich 3,5 Arztbesuche statt. Bei deutschen Frauen waren es im Mittel 3,6 bei ausländischen 3,4 Besuche.

Die größte Zahl von Besuchen fanden wir bei Frauen über 35 Jahren (3,9), die geringste bei Frauen unter 18 Jahren (2,6).

Zusammen mit den Vorsorgeterminen, die parallel dazu wahrgenommen wurden, ergaben sich im Durchschnitt 5,9 Arztkontakte. Hiervon wichen Frauen unter 18 Jahren mit 4,6 Arztbesuchen und Frauen über 35 Jahren mit 6,3 Arztbesuchen ab. Allerdings fanden nicht selten (in etwa 10 % der Fälle) die Betreuung auf Mutterschaftsvorsorgeschein und die Versorgung auf Krankenschein am selben Tag statt, so daß die Zahl der Termine, an denen ein Arztbesuch stattfand, etwas niedriger ist.

Ausländische Frauen hatten durchschnittlich 0,5 Arztkontakte weniger als deutsche (5,6 zu 6,1). Die geringsten Besuchsraten hatten ausländische Frauen unter 18 Jahren (3,9) (Abb. 54).

Bezogen auf die Fachrichtung des Arztes fanden sich gegenläufige Ergebnisse bei Vorsorge und Behandlung: Innerhalb des erhobenen Zeitraums waren bei praktischen Ärzten durchschnittlich 2,0 Betreuungen im Rahmen der Schwangerenvorsorge vorgenommen worden, bei Gynäkologen dagegen 2,4. Auf Krankenschein wurden 3,3 Besuche bei Gynäkologen und 5,8 bei praktischen Ärzten oder Ärzten für Allgemeinmedizin abgerechnet.

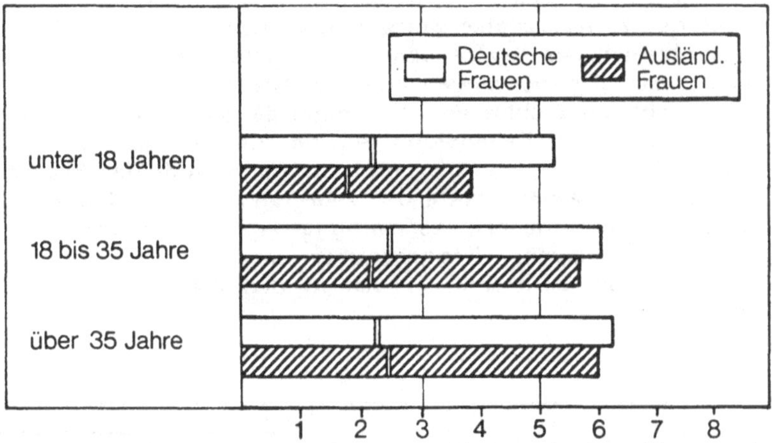

Abb. 54: Zahl der Arztkontakte im Quartal III/75 nach dem Alter und der Nationalität der Frauen (links: Vorsorgetermine; rechts: Behandlungstermine).

Abbildung 55 zeigt die Gesamtzahl der im Quartal III/75 durchgeführten Vorsorgeuntersuchungen und kurativen Behandlungen für deutsche und ausländische Frauen nach der Fachrichtung des Arztes. Die höheren Kontaktraten der praktischen Ärzte beruhen ausschließlich auf Besuchen im Rahmen der kurativen Versorgung.

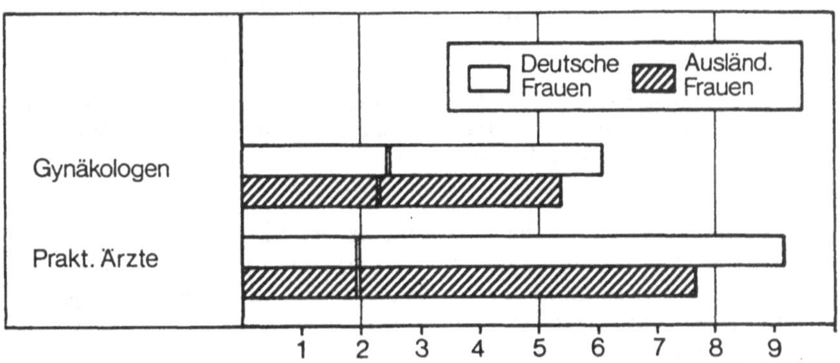

Abb. 55: Zahl der Arztkontakte im Quartal III/75 nach der Nationalität der Frauen und der Fachrichtung des Arztes (links: Vorsorgetermine; rechts: Behandlungstermine).

Aufgrund der Daten der Mutterschaftsvorsorgescheine kennen wir die Gesamtzahl der Vorsorgebesuche der in der Behandlungs-Stichprobe erfaßten Frauen. Analogisiert man das Verhältnis Vorsorge zu Kuration für den Rest des Zeitraums der Betreuung in der Schwangerschaft, so erhält man Gesamtzahlen der Arztbesuche schwangerer Frauen. Behandlungen bei Ärzten anderer Fachrichtungen oder im Krankenhaus sind hier selbstverständlich nicht eingeschlossen. Abbildung 56 zeigt die Zahl der Vorsorge- und hochgerechneten Behandlungstermine für den gesamten Zeitraum der Schwangerschaft nach dem Alter und der Nationalität der Frauen. Auffällig sind die geringen Arztkontakte der sehr jungen ausländischen Frauen. Sie befanden sich nur etwa halb so häufig in ärztlicher Betreuung wie Frauen höherer Altersgruppen. Demgegenüber sind die Differenzen zwischen ausländischen und deutschen Frauen in den Altersklassen ab 18 Jahren eher gering.

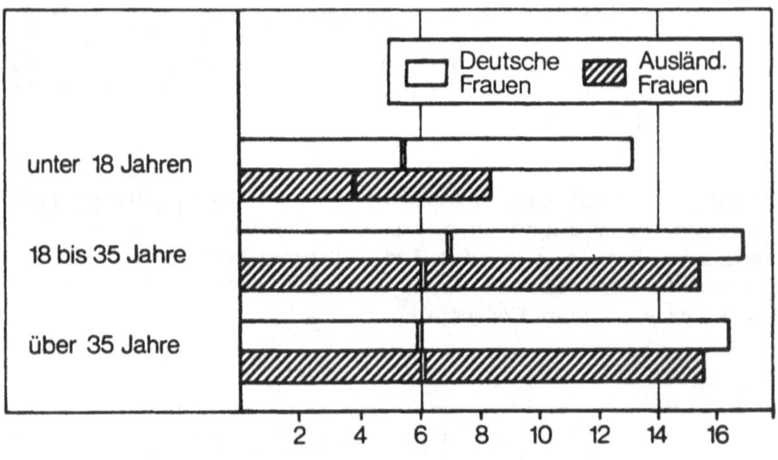

Abb. 56: Gesamtzahl der Arztkontakte je Schwangerschaft nach dem Alter und der Nationalität der Frauen (links: Vorsorge; rechts: Behandlung (berechnet)).

Hinsichtlich der Fachrichtung des Arztes ergibt sich für die Gesamtverläufe ein ähnliches Bild wie für das Quartal III/75: Bei praktischen Ärzten finden sich eher seltenere Vorsorgebesuche, aber häufigere Besuche im Rahmen der kurativen Versorgung. Dies gilt gleichermaßen für deutsche und ausländische Frauen.

Hinsichtlich der Beteiligung ausländischer Frauen ist das Bild bei den beiden Fachrichtungen entgegengesetzt: Ausländische Frauen wiesen bei praktischen Ärzten sowohl mehr Vorsorge- als auch mehr Behandlungstermine als deutsche Frauen auf, bei den Fachärzten für Frauenheilkunde war es umgekehrt (Abb. 57).

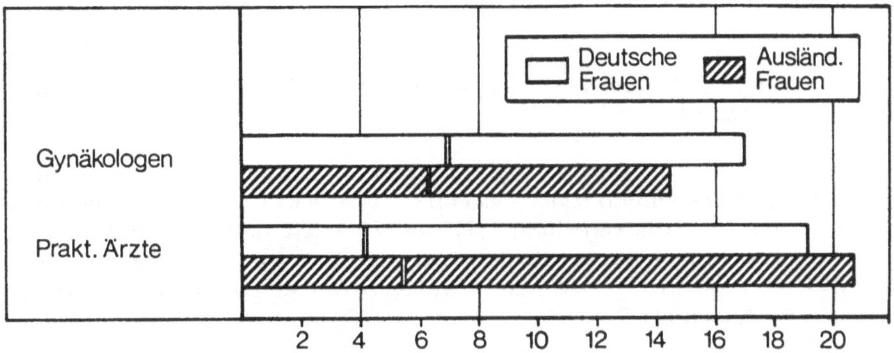

Abb. 57: Gesamtzahl der Arztkontakte je Schwangerschaft nach der Nationalität der Frauen und der Fachrichtung des Arztes (links: Vorsorge; rechts: Behandlung (berechnet)).

4.2 Diagnosen in der kurativen Versorgung von schwangeren Frauen

4.2.1 Morbidität, soziale und medizinische Risiken in der Schwangerschaft

Schon lange bevor in der dritten Neufassung der Mutterschaftsrichtlinien von 1974 die "Erkennung und besondere Überwachung der Risikoschwangerschaft und der Risikogeburt" (1) ausdrücklich und detailliert als Aufgabe der Schwangerenvorsorge definiert wurden, war das frühe Erkennen von Risiken wesentliches Ziel der ärztlichen Betreuung in der Schwangerschaft (vgl. Abschnitt 3.1).

Entsprechend dem Muster einer ärztlichen Anamnese kann man die verschiedenen Risikobedingungen den Bereichen zuordnen, in denen eine umfassende Krankengeschichte erhoben wird:

- o Frühere Krankheiten wie Tuberkulose, Rachitis, ein angeborener Herzfehler oder eine Skoliose (Wirbelsäulendeformation) können wegen möglicher Defektheilungen oder Krankheitsfolgen in die aktuelle Schwangerschaft hineinwirken.
- o Die bisherige gynäkologische Anamnese oder der Verlauf zurückliegender Schwangerschaften und deren Ausgang lassen eine Prognose hinsichtlich des Verlaufs und des Endes der jetzigen Schwangerschaft zu.
- o Schließlich bilden selbstverständlich die Befunde, die während der Schwangerschaft erhoben werden, wesentliche Kriterien für die Einschätzung einer möglichen Gefährdung von Mutter und Kind.

Entsprechend dem Abschnitt 3 der Mutterschaftsrichtlinien enthält der Mutterpaß neben dem Raum zur Eintragung von Befunden eine Liste von möglichen Risiken, die sich auf die drei oben beschriebenen Bereiche beziehen (Abb. 58). - Nach dieser Liste soll eine Entscheidung getroffen werden, ob es sich um eine Risikoschwangerschaft handelt oder nicht.

Wenn man Risikomerkmale bezogen auf den Verlauf einer Schwangerschaft definiert, so geschieht dies, um mit einer geeigneten Strategie Morbiditäts- und Mortalitäts-Gefahren entgegenzuwirken. Nach der Präambel der Mutterschaftsrichtlinien besteht diese Strategie darin, eine Risikoschwangere weiterzuleiten, falls der betreuende Arzt nicht über die notwendige Ausstattung für eine optimale Versorgung verfügt. Es ist jedoch kaum zu ermitteln, in welchem Umfang dieser Versuch, zu einer strukturierten Versorgung in diesem Teilbereich des Gesundheitssystems zu kommen, wirksam geworden ist. Zwar liegen Arbeiten vor, die den Zusammenhang zwischen der Ausstattung der Versorgungseinrichtung und dem Schicksal des Kindes und auch der Mutter aufgezeigt haben (2), es ist jedoch zu vermuten, daß der Forderung nach frühzeitiger Überweisung in Schwerpunkteinrichtungen immer noch zu wenig entsprochen wird (3).

................te Schwangerschaft (Anamnese vgl. Seite 4)

	nein/ja
Risikoschwangerschaft:	☐ ☐
I. Nach Anamnese	
1. Schwere Allgemeinerkrankungen der Mutter (Niere, Leber, erhebliche Adipositas usw.)	☐ ☐
2. Zustand nach Sterilitätsbehandlung, wiederholten Aborten oder Frühgeburten	☐ ☐
3. Totgeborenes/geschädigtes Kind in der Anamnese	☐ ☐
4. Zustand nach Uterusoperationen (z. B. Sectio, Myom, Fehlbildung)	☐ ☐
5. Komplikationen bei vorangegangenen Entbindungen (z. B. schwere Blutungen, Thromboembolien)	☐ ☐
6. Erstgebärende unter 16 Jahren oder über 34 Jahre	☐ ☐
7. Mehrgebärende über 40 Jahre und/oder Vielgebärende (mehr als 4 Kinder)	☐ ☐
II. Nach Befund (jetzige Schwangerschaft)	
8. EPH-Gestose; Pyelonephritis	☐ ☐
9. Diabetes mellitus	☐ ☐
10. Blutungen in der Schwangerschaft	☐ ☐
11. Blutgruppen-Inkompatibilität	☐ ☐
12. Diskrepanz zwischen Uterus- bzw. Kindsgröße und Schwangerschaftsdauer	☐ ☐
13. Drohende Frühgeburt (vorzeitige Wehen, Zervixinsuffizienz)	☐ ☐
14. Mehrlinge; path. Kindslagen	☐ ☐
15. Anämie unter 10 g/100 ml (g %)	☐ ☐
16. Überschreitung des Geburtstermins	☐ ☐
17. Unklarer Geburtstermin	☐ ☐

Sonstiges: ....

Anmerkung: Einzelne Risikofaktoren können in mehreren Diagnosen enthalten sein.

Abb. 58: Risikokatalog aus dem Mutterpaß

Die Feststellung eines Risikos in der Schwangerschaft begründet aber auch die Notwendigkeit, die Frau in kürzeren als den allgemein empfohlenen Abständen einzubestellen (4).

So eindeutig diese Vorschriften zur Erkennung und Versorgung von Risikofällen auch erscheinen mögen, so schwierig ist die Entscheidung in der Praxis der Schwangerenvorsorge. Die bedeutsamste Kritik an dem 'Risikokatalog' besteht in der Feststellung, daß soziale Aspekte, wie sie noch im Vorläufer des Mutterpasses, dem 'Sprechstundenblatt' von 1966, enthalten waren, jetzt fehlen (5). Immer wieder ist in der Literatur darauf hingewiesen worden - und es entspricht auch der eigenen Erfahrung -, daß medizinische Parameter das gesamte Risiko, das mit Schwangerschaft und Geburt verbunden ist, nicht vollständig erklären, oder umgekehrt, daß medizinische Risiken vor dem Hintergrund psychosomatischer Zusammenhänge, subjektiven Erlebens und der persönlichen Lebenssituation gesehen werden müssen. Somit wird zumindest in den rechtlichen Bestimmungen und auch in der Dokumentation der tatsächlich ablaufende komplexe Prozeß nicht widergespiegelt.

Auf der anderen Seite muß man sagen, daß eine konsequente Anwendung der zahlreichen Entscheidungsmerkmale, wie sie in der umfangreichen Literatur zum Risikobegriff beschrieben sind, nicht unbedingt zum Ziel führt. Dies liegt daran, daß die Trennfähigkeit und prognostische Potenz solcher Merkmale im Hinblick auf unterschiedliche Zeitpunkte wie z.B. Zustand des Neugeborenen unmittelbar nach der Geburt oder Notwendigkeit eines geburtshilflich-operativen Eingriffs sehr begrenzt ist.

In einer eigenen Untersuchung (6) wurde aus den oben beschriebenen drei Gruppen von Risikomerkmalen der Einfluß einer 'belastenden geburtshilflichen Anamnese' gegen 'Krankheitsbefunde in der jetzigen Schwangerschaft' abgewogen und festgestellt, daß die Beobachtungen in der aktuellen Schwangerschaft eine größere Bedeutung haben. Danach wurde die Trennbarkeit in nicht belastete und in belastete Schwangerschaften in einem komplexen Ansatz geprüft (7). Die Vorhersage sollte vor allem 'spezifisch' sein, d.h. es sollten die günstigen Geburtsausgänge zu einem hohen Anteil richtig erkannt werden können und möglichst wenige Schwangere zu Unrecht als gefährdet, also als 'falsch positiv' eingestuft werden. Mit einer Reihe von Merkmalen aus der allgemeinen Anamnese, der speziellen geburtshilflichen Anamnese und Befunden der gegenwärtigen Schwangerschaft wurde eine diskriminanzanalytische Zuordnung einer jeden Schwangeren auf einer Gefährdungsskala vorgenommen.

Die Ergebnisse zeigten, daß die Vorhersagemöglichkeiten gering sind. Sie sind besonders gering für Erstgebärende, während bei Mehrgebärenden der Anteil der zutreffenden Klassifikationen etwas über dem Durchschnitt liegt. Bei dem kleinstmöglichen Anteil falsch positiver Entscheidungen beträgt der Anteil der falsch negativen zwischen 30 und 40 %. Es wurde daraus gefolgert, daß sich aufgrund dieser Erhebung eine Voraussage über den Schwangerschaftsausgang nicht genügend sichern ließ. GREENBERG (8) hat das gleiche Verfahren im Rahmen einer epidemiologischen Studie über perinatale Mortalität in North Carolina angewandt. Er hatte allerdings soziale Variable wie Einkommen des Vaters, Ausbildung der Mutter, ethnische Gruppe und Merkmale der Geburt wie Komplikationen unter der Geburt, drohende Asphyxie einbezogen und so eine sehr hohe Spezifität der Vorhersage erreicht.

Auch im Rahmen dieser Arbeit wird versucht, zu Aussagen über typische Muster der Belastung oder Gefährdung in der Schwangerschaft zu kommen, wenngleich wir nichts über den Ausgang der Schwangerschaft sagen können. Durch 'externe Validierung', also durch Heranziehen anderer Untersuchungen, die das Ergebnis der Geburt mit einbeziehen, können wir den Stellenwert und die Plausibilität unserer Ergebnisse abschätzen.

Der Katalog der sozialen Variablen ist - wie generell bei der Auswertung von Prozeßdaten - sehr beschränkt. Indikatoren für unterschiedliche soziale Lagen sind neben der Staatsangehörigkeit die Region des Wohnorts und der Geburtenrang des Kindes (als Unterscheidung in Erst- und Mehrgebärende) und der Versichertenstatus der Frau als Indikator für ein bestehendes Arbeitsverhältnis. Wir gehen z.B. davon aus, daß auch die Inkongruenz einer eingetretenen Schwangerschaft zur Lebensphase - wie dies bei Jugendlichen unter 18 Jahren wahrscheinlich ist - zu sozialen Belastungen führt, die sich u.a. in abweichenden Vorsorgeverläufen ausdrücken können (9).

Wir sind uns der Einschränkungen, die bei der Auswertung formaler Datensätze, die nicht zu Forschungszwecken erstellt wurden, und bei der Interpretation recht globaler Variablen als Risikoindikatoren gemacht werden müssen, durchaus bewußt. Aus der geringen Komplexität der Einzelvariablen folgt, daß nur eine Annäherung an soziale Lebensverhältnisse auf der Ebene von Strukturvergleichen erfolgen kann. Bezogen auf die Interpretation von Einzelfällen würden unsere Analysen sicher große Fehler enthalten; bezogen auf große, sozialstrukturell deutlich unterschiedene Gruppen müßten trotz der Heterogenität der Gruppen versorgungstrukturelle Differenzen festzustellen sein - falls sie in der Realität vorhanden sind. Finden wir auf der Ebene grober Aggregation deutliche Differenzen, so ist davon auszugehen, daß bei einer feineren sozialstruktuellen Auftrennung diese Unterschiede stärker zu Tage treten.

Wir teilen deshalb auch nicht die häufig vertretene Ansicht, Diagnosen aus dem ambulanten Bereich seien ungeeignet für die Beantwortung sozialmedizinischer Fragestellungen (10). Diagnosen, die in der ambulanten kassenärztlichen Behandlung gestellt werden, sind ganz sicher <u>nicht</u> geeignet für eine fehlerfreie Analyse der tatsächlichen Morbidität von Patientengruppen. SCHWARTZ und SCHWEFEL bilanzieren die Ergebnisse einer Expertenbefragung zum Stellenwert von Diagnosen in der ambulanten Medizin: "Die Antwort der meisten Autoren, die zu diesem Problem Stellung nehmen, ist fast eindeutig: nein. Denn erstens sind die Auswertungszielsetzungen völlig unklar und unpräzise, zweitens setzen sie zuverlässige und objektive Diagnosebegriffe standardisierter Art voraus, drittens existiert noch keine generell akzeptierte und akzeptierbare Diagnoseterminologie für den niedergelassenen Arzt, viertens können Standards nicht bloß diagnosebezogen aufgestellt werden, sondern müssen eine Vielzahl weiterer Informationen berücksichtigen, die nur der behandelnde Arzt zu erkennen in der Lage ist; eine Reihe weiterer Argumente mag andernorts nachgelesen werden.

Die gegenwärtig auf Abrechnungsformularen niedergeschriebenen Diagnosen können weder für Morbiditätsstatistiken und epidemiologische Untersuchungen, noch für statistische Analysen über den Zusammenhang zwischen 'Krankheitsbildern' und Leistungen, und erst recht nicht für die Standardisierung von Diagnose-Leistungs-Relationen oder gar für eine Überprüfung der Effektivität medizinischer Versorgung verwendet werden; für diese fünf Anwendungsbereiche können sinnvollerweise die auf Abrechnungsbelegen niedergeschriebenen Diagnosen niedergelassener Ärzte nicht genutzt werden." (11)

Diese sehr weitreichende Kritik am ambulanten diagnostischen und therapeutischen Handeln - zumindest soweit es die Dokumentation des Handelns betrifft - ist vor dem Hintergrund einer eingeschränkten Fragestellung zu sehen, die keine umfassende Analyse des Stellenwerts ambulanter Diagnosen zum Ziel hatte.

Ambulant diagnostizierte Morbidität ist nicht nur Ausdruck der nach meß- oder erkenntnistheoretischen Kriterien der Objektivität, Zuverlässigkeit, Gültigkeit und Vergleichbarkeit beurteilbaren Erfassung von Krankheiten. Ambulantes diagnostisches Handeln geschieht in einem bestimmten institutionellen Kontext, vor dem Hintergrund einer bestimmten ökonomischen Struktur, aufgrund einer bestimmten medizinischen Sozialisation der Ärzte und unterschiedlicher nosologischer Konzepte in spezifischen Interaktions- und Kommunikationszusammenhängen mit Patienten und anderen Professionen und schließlich unter Berücksichtigung des psychischen und sozialen Sinnzusammenhangs, in dem Krankheit steht.

Ambulante Diagnostik in diesem Sinn als vieldimensionales Geschehen zu begreifen, heißt das Ziel eines sozialmedizinischen Umgehens mit ihnen neu zu definieren: Wir halten ambulante Diagnosen für geeignet für Analysen, die sich mit der Frage beschäftigen, in welcher Weise - wie auch immer medizinisch faßbare, subjektiv geäußerte oder sozialpolitisch definierte - Krankheitszeichen oder Beschwerden im ambulanten Bereich in Diagnosen transformiert werden und zu welchen Strategien dies führt. Es geht dann - wie an anderer Stelle beschrieben - darum, verdeckte Informationen in solchen Datenquellen zu erschließen (12).

Andererseits kann selbstverständlich nicht behauptet werden, die diagnostizierte und die tatsächliche Morbidität stünden in keinem Verhältnis zueinander. Bestimmte, klar umschriebene Krankheitsbilder werden sicherlich von verschiedenen Ärzten sehr ähnlich beurteilt und benannt. Schwieriger ist dies bei der Einschätzung diffuserer Beschwerdebilder. Ärztliche Diagnosen können z.B. entweder die Gesamtheit oder Teile eines Krankheitsprozesses bezeichnen. Es bleibt dem Arzt überlassen, welchen Aspekt er besonders akzentuieren will, wobei Vorbildung und Fachrichtung die Auswahl bestimmen. So tritt beim Schwangerschaftserbrechen häufig eine Übersäuerung des Blutes (Acidose) auf, die für den internistisch orientierten Arzt im Vordergrund steht, zumal eine solche Diagnose gleichzeitig eine Handlungsanleitung für ihn bedeutet (Infusionsbehandlung).

Es muß bei der Auswertung und Interpretation von Krankenschein-Diagnosen also berücksichtigt werden, daß Unterschiede in dem 'Diagnose-Register' der Ärzte bestehen (13). Darüber hinaus besteht kein Zweifel, daß für einige notwendige Maßnahmen bei der Versorgung von Schwangeren in dem von einem naturwissenschaftlich geprägten Krankheitsbegriff ausgehenden Diagnosen-Repertoire keine entsprechenden Bezeichnungen zur Verfügung stehen. Der niedergelassene Arzt ist dann gezwungen, eine medizinische Diagnose zu stellen, um Maßnahmen zum Abbau sozialer Belastungen zu legitimieren (z.B. Krankschreibung). Gerade die Schwangerschaft mit den Veränderungen der unmittelbaren sozialen Beziehungen und den gleichzeitigen körperlichen Veränderungen kann für die - wenigstens teilweise zu Unrecht in Verruf geratenen - Praktiken der Krankschreibung als Paradigma gelten.

Es ist hier nicht der Ort, für eine Ergänzung des Diagnosenspektrums in der ambulanten Praxis zu plädieren. Es muß jedoch bei der anschließenden Interpretation der Diagnosen im Auge behalten werden, daß sich aus dem oben erwähnten Grund 'Ersatzdiagnosen' ergeben können, deren Bezug zum Gesundheitszustand der Frau nur mittelbar gegeben ist. 'Ersatzdiagnosen' sind unspezifische Diagnosen, die sich wegen der Weitläufigkeit ihres Inhaltes und ihrer unscharfen Grenzen nur schwer rechtfertigen lassen. Zu diesen Diagnosen zählen z.B. die 'vegetative Dystonie' und 'unspezifische Rückenschmerzen' oder auch 'Schwangerschaftsbeschwerden'. Damit soll nicht gesagt werden, daß jede der zahlreich gestellten Diagnosen 'vegetative Dystonie' eine Ersatzdiagnose ist, denn die dahinter stehenden sozialen Belastungen bedingen ja am ehesten eine 'vegetative' Symptomatik. Für 'unspezifische Rückenschmerzen' können natürlich eine veränderte Körperstatik und Fehlhaltungen in der Spätschwangerschaft verantwortlich gemacht werden.

Spätestens hier stellt sich die Frage nach dem Zusammenhang von Befund (Diagnose) und Maßnahmen in der Schwangerschaft. In Abschnitt G der Mutterschaftsrichtlinien heißt es, "medikamentöse Maßnahmen sowie die Verordnung von Heil- und Hilfsmitteln sind im Rahmen der Mutterschaftsvorsorge nur zulässig zur Behandlung von Beschwerden, die schwangerschaftsbedingt sind, aber noch keinen Krankheitswert haben ..." (14). Hier ist dem in der Schwangerenvorsorge tätigen Arzt ein weiter Spielraum gegeben, denn obgleich die Bestimmung im Sinne einer Beschränkung auf nicht krankhafte schwangerschaftsbedingte Beschwerden formuliert ist, schafft sie die Möglichkeit, neben dem Vorsorgeschein über den Krankenschein weitere Leistungen abzurechnen. Der Krankheitswert ist nur für einige Ausschnitte aus dem Spektrum der Möglichkeiten annähernd definiert, so zum Beispiel für die Höhe des Hämoglobinspiegels. Im übrigen ist anzunehmen, daß auch im Verlauf der (häufigen) normalen Schwangerschaft den auftretenden Beschwerden eher Krankheitswert beigemessen wird, als dies ohne Schwangerschaft der Fall ist. Wir sehen dies daran, daß im Erhebungszeitraum für fast 90 % der betreuten Schwangeren auch ein Krankenschein angelegt wurde.

Weitere Diagnosen ohne hohe Spezifität sind bestimmte gynäkologische Befunde wie 'Kolpitis' oder 'Cervix-Befunde'. Bekanntlich verändert sich die Scheide während der Schwangerschaft erheblich; es kommt zu einer schwellkörperartigen Erweiterung der Lichtung venöser Gefäße, das Gewebe lockert sich und quillt. Die verstärkte Absonderung von Sekret kann unter Umständen als Ausdruck einer Kolpitis gewertet werden. Das gleiche gilt für schwangerschaftsbedingte Veränderungen am Muttermund und deren Folgen. Bei einer Interpretation solcher Diagnosen ist zu beachten, daß eine Kolpitis sowohl nach Angaben der Patientin als auch durch äußere Inspektion diagnostiziert werden kann, Veränderungen am Muttermund können dagegen nur durch die 'Einstellung der Portio vaginalis uteri' mittels Spekulum festgestellt werden. In der ambulanten Versorgung müssen sich auch relativ fest umschriebene Diagnosen wie die 'Hyperemesis' auf Angaben der Schwangeren stützen, wenn nicht die Maßstäbe so streng angesetzt werden, daß nur die durch fortgesetztes Erbrechen eingetretene Stoffwechselstörung als diagnostisches Kriterium akzeptiert wird. So werden auch Fälle von 'Emesis', die keinen Krankheitswert haben, auf Abrechnungsscheinen der Diagnose 'Hyperemesis' zugerechnet, wenn es darum geht, der Schwangeren für kurze Zeit eine Entlastung durch Krankschreibung zu verschaffen.

Eine weitere, wenig definierte Diagnose ist 'Störung der Frühschwangerschaft'. Die Möglichkeiten, einen beginnenden Abort tatsächlich zu verhindern, scheinen entgegen allen Bemühungen gering zu sein. Trotzdem wird bei bestehendem Kinderwunsch alles versucht, was zu einer Stabilisierung notwendig erscheint und die Blutung als Symptom zum Stillstand bringen könnte. Unter der Vorstellung einer defizitären Hormonsituation wird eine entsprechende Substitution zusammen mit Bettruhe in der Mehrzahl der Fälle verordnet.

Für die 'Störung der Spätschwangerschaft' gilt analoges zu dem oben für die Frühschwangerschaft Gesagten. Die Diagnose ist unspezifisch und kann sowohl die lebensbedrohliche Blutung aus einer falsch sitzenden Plazenta meinen als auch eine mit Beunruhigung aufgenommene normale Wehentätigkeit im letzten Trimenon.

Weitere, im folgenden Abschnitt in der Häufigkeit ihres Vorkommens beschriebene, Diagnosen beziehen sich entweder auf klar umschriebene und sicht- oder tastbare Veränderungen (Venen- und Hauterkrankungen, Uterusveränderungen, Brustdrüsenerkrankungen) oder sind fachspezifisch (Lungen- oder Herzkrankheit). Eine ins Detail gehende Interpretation verbietet sich in den meisten Fällen wegen der geringen Fallzahlen. Durch geeignete Zusammenfassung wird im folgenden Abschnitt dennoch versucht, das Spektrum der Diagnosen bei deutschen und ausländischen Schwangeren näher zu beschreiben.

4.2.2 Ergebnisse zur diagnostizierten Morbidität bei ausländischen und deutschen Schwangeren

Die auf den Krankenscheinen angegebenen Diagnosen lassen sich nicht wie ärztliche Leistungen oder verschriebene Medikamente genauen Datumsangaben zuordnen und damit im Schwangerschaftsverlauf genau lokalisieren, sondern sie werden jeweils für die Gültigkeitsdauer eines Krankenscheins, also für drei Monate, pauschal vermerkt. Innerhalb des untersuchten Zeitraums, dem Quartal Juli bis September 1975, wurden bei deutschen Frauen durchschnittlich 2,4, bei ausländischen 2,2 Diagnosen je Frau gestellt.

Eine Darstellung der je Fall angegebenen Diagnosen unterstreicht die geringe quantitative Differenz zwischen ausländischen und deutschen Frauen (Abb. 59). In nahezu allen Fällen wurde mindestens eine Diagnose gestellt - ein plausibler Befund, da das Anlegen eines Behandlungsscheins eine Gesundheitsstörung voraussetzt. In der größten Zahl der Fälle wurden zwei Diagnosen gestellt, etwas seltener eine oder drei. Mehr als vier Diagnosen je Fall kamen nur selten vor; hier waren deutsche Frauen überrepräsentiert.

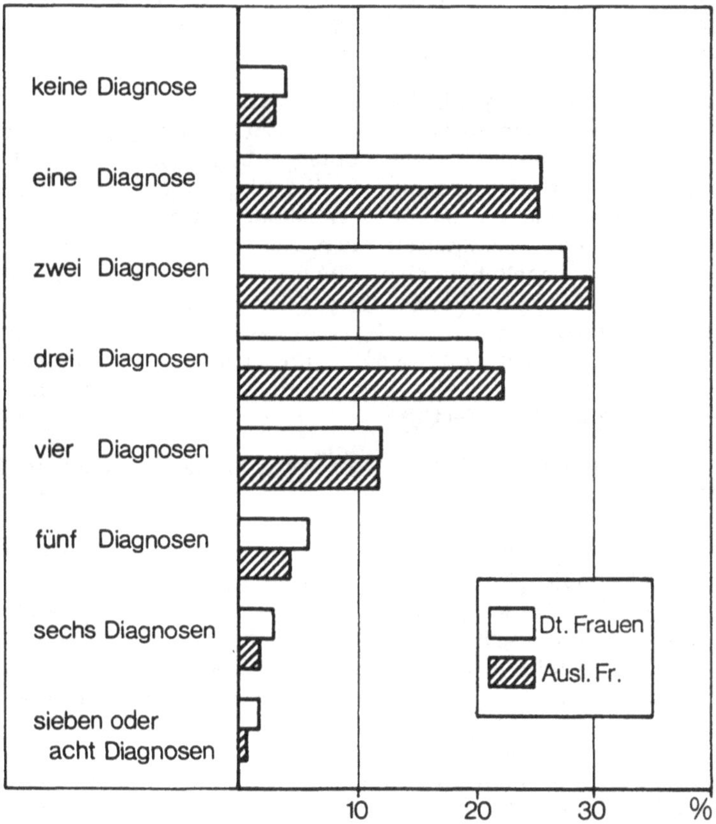

Abb. 59: Zahl der Diagnosen nach der Nationalität der Frauen

Dieses Bild relativiert sich, wenn man die Häufigkeit einzelner Diagnosen betrachtet. Tabelle 10 gibt das Spektrum der Diagnosen für deutsche und ausländische Frauen an. Vergleicht man die Häufigkeit einzelner Diagnosen je 100 Frauen (Spalte 3), so wurden bei deutschen Frauen vermehrt Venenerkrankungen, Hautkrankheiten, gynäkologische Erkrankungen und Befunde wie Adnexitis*, Kolpitis und 'sekundäre Amenorrhoe', Cervix- und Uterus-Befunde, Anämie, Störungen der Frühschwangerschaft (z.B. drohende Fehlgeburt) und EPH-Gestosen festgestellt.

Bei ausländischen Frauen wurden dagegen häufiger 'vegetative Dystonie', Rückenbeschwerden, Infektionen und Hyperemesis diagnostiziert. Um Differenzen des Diagnosenspektrums sinnvoller interpretieren zu können, bildeten wir Gruppen von Diagnosen mit ähnlicher Aussagerichtung oder gemeinsamer systematischer Zuordnung.

Zur Gruppe der 'Organdiagnosen' wurden Magen- und Darmerkrankungen, Venenerkrankungen, Haut- und Stoffwechselkrankheiten und Unfälle zusammengefaßt. Es handelt sich hier um relativ eindeutig diagnostizierbare und beschreibbare Krankheitsbilder.

Die zweite Gruppe 'psychische und psychosomatisch interpretierbare Krankheiten' umfaßt eher weniger exakt umschriebene Diagnosen wie 'Rükkenbeschwerden', 'vegetative Dystonie', 'Depression' und 'Schwangerschaftspsychose'. Die Abgrenzung zu den 'Organdiagnosen' ist notgedrungen teilweise willkürlich, z.B. können selbstverständlich Magen-/Darm-Erkrankungen oder Hautkrankheiten auch Ausdruck eines psychosomatischen Geschehens sein. Umgekehrt sind sicherlich nicht alle als behandlungsbedürftig eingestuften Rückenbeschwerden in der Schwangerschaft ausschließlich psychosomatisch zu interpretieren (vgl. Abschnitt 4.2.1). Dennoch scheint uns ein Unterschied hinsichtlich der diagnostischen Absicherung und der Präzision der Beschreibung zu bestehen, der die vorgenommene Abgrenzung rechtfertigt.

Die dritte Gruppe umfaßt den großen Bereich der gynäkologischen, nicht schwangerschaftsbedingten Krankheiten und Befunde, z.B. Adnexitis, Kolpitis, Cervix- und Uterusveränderungen usw.. Die vierte Gruppe enthält Infektionen in der Schwangerschaft wie Infekte des Urogenitaltrakts und Virusinfektionen (Röteln, Grippe). In der fünften Gruppe wurden Störungen der Frühschwangerschaft wie drohende Fehlgeburt, Verdacht auf Extrauterin-Schwangerschaft und Blutungen zusammengefaßt. Eine sechste Gruppe umfaßt Probleme der Spätschwangerschaft wie vorzeitige Wehen, Verdacht auf Übertragung, falsche Kindslagen und drohende Frühgeburt.

---

* Adnexitis und die ebenfalls, wenn auch selten, vorgekommene Diagnose Endometritis, sind Krankheitsbilder, die mit einer Schwangerschaft unvereinbar sind. Sie wurden jeweils in den ersten Monaten einer Schwangerschaft gestellt, so daß anzunehmen ist, daß zum Zeitpunkt der Niederschrift auf dem Krankenschein noch keine Kenntnis der Schwangerschaft bestand. Für die Diagnose 'Sekundäre Amenorrhö', die keinen krankhaften Befund, sondern lediglich das Ausbleiben der Regelblutung beschreibt, gilt ähnliches. Sie nach Feststellung einer Schwangerschaft zu stellen, ergibt keinen Sinn. Die gelegentlich vorgekommene Diagnose 'Dysmenorrhö' (schmerzhafte Regelblutung) ist ebenfalls nur als prägravidale Diagnose möglich.

Tab. 10: Häufigkeit der Diagnosen im Gesamtkollektiv und nach der Nationalität der Frauen

Diagnosen	alle Frauen	deutsche Frauen			ausländische Frauen		
		(1)*	(2)*	(3)*	(1)*	(2)*	(3)*
Magen-Darm-Erkrankg.	243	120	4,3	10,1	123	4,4	9,6
Venen-Erkrankungen	220	120	4,3	10,1	100	3,6	7,8
Malignom-Verdacht	4	2	0,1	0,2	2	0,1	0,2
Metabolische Störungen	44	25	0,9	2,1	19	0,7	1,5
Hautkrankheiten	33	27	1,0	2,3	6	0,2	0,5
Unfälle	15	6	0,2	0,5	9	0,3	0,7
Vegetative Dystonie	407	185	6,6	15,3	222	8,0	17,3
Lungenkrankheiten	23	17	0,6	1,4	6	0,2	0,5
Psychische Krankheiten	23	12	0,4	1,0	11	0,4	0,9
Herz-Kreislauf-Krankh.	6	2	0,1	0,2	4	0,1	0,3
Rückenbeschwerden	179	77	2,8	6,5	102	3,7	8,0
Erkr. d. Brustdrüse	48	25	0,9	2,1	23	0,8	1,8
Adnexitis/Parametritis	104	54	1,9	4,6	50	1,8	3,9
Kolpitis	326	173	6,2	14,6	153	5,5	12,0
Endometritis	44	19	0,7	1,6	25	0,9	2,0
Zyklusunregelmäßigkeit	42	12	0,4	1,0	30	1,1	2,3
Sekundäre Amenorrhö	172	108	3,9	9,1	64	2,3	5,0
Dysmenorrhö	48	19	0,7	1,6	29	1,0	2,3
Cervix-Befunde	318	191	6,9	16,1	127	4,6	9,9
Unterusveränderungen	83	56	2,0	4,7	27	1,0	2,1
Anämie	609	333	11,9	28,1	276	9,9	21,6
Infektionen i.d. Schw.	921	418	15,0	35,5	503	18,1	39,3
Störungen d. Frühschw.	457	237	8,5	20,0	220	7,9	17,2
Hyperemesis	434	173	6,2	14,6	261	9,4	20,4
'Schwangersch.-Beschw.'	193	81	2,9	6,8	112	4,0	8,8
Störungen d. Spätschw.	305	148	5,3	12,5	157	5,7	12,3
Gestose-Symptomatik	266	150	5,4	12,7	116	4,2	9,1
Summe	5567	2790	100,0	235,4	2777	99,9	217,0

* (1) Häufigk. d. jew. Diagnose; (2) in % aller Diagn.; (3) je 100 Frauen

Schließlich wurden einige Diagnosen wegen ihrer zahlenmäßigen Bedeutung einzeln betrachtet: hierzu zählen Anämie (Blutarmut), Hyperemesis (übermäßiges Schwangerschaftserbrechen), EPH-Gestose (ein Syndrom der späten Schwangerschaft, das die Befunde Ödeme, Eiweißausscheidung und Bluthochdruck umfaßt) sowie die sehr unspezifische Diagnose 'Schwangerschaftsbeschwerden'.

Abbildung 60 zeigt die Anteile der einzelnen Diagnosen bzw. Diagnosengruppen für deutsche und ausländische Frauen.

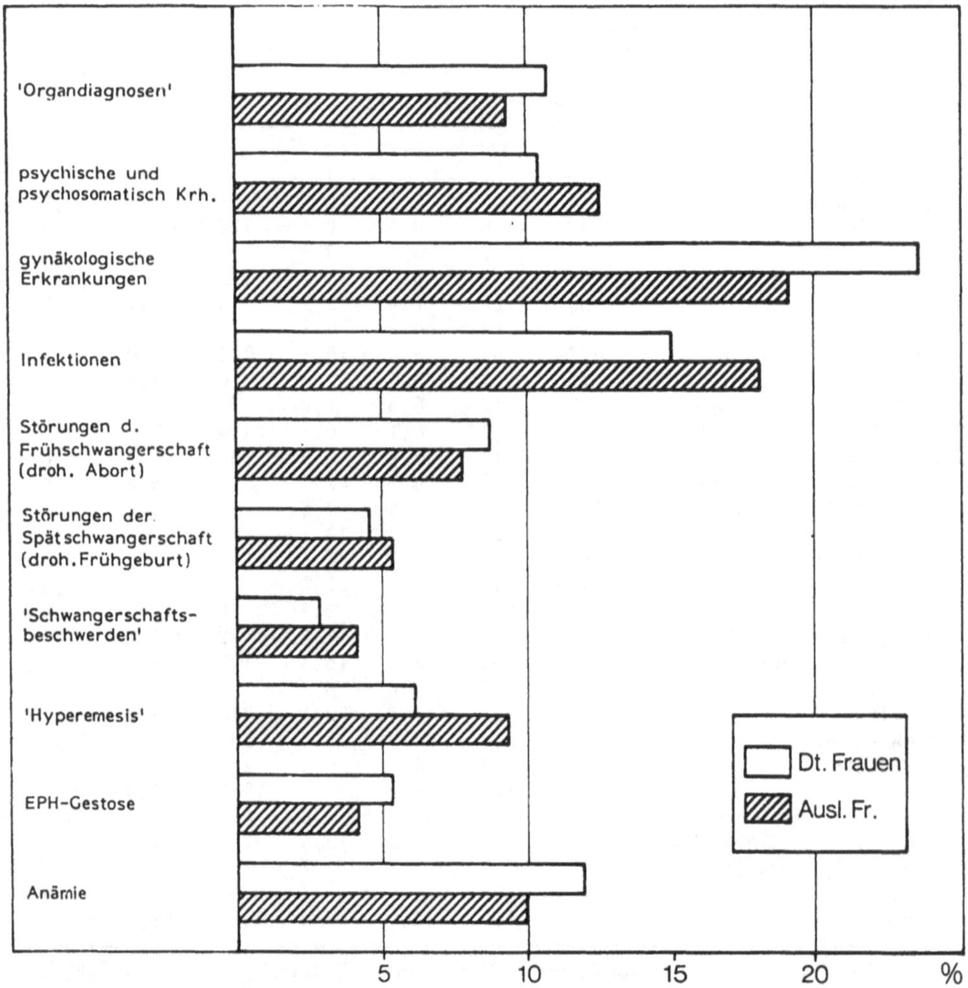

Abb. 60: Häufigkeit einzelner Diagnosen oder Diagnosengruppen in Prozent aller Diagnosen nach der Nationalität der Frauen

Deutsche Frauen sind stärker vertreten bei 'Organdiagnosen', bei gynäkologischen Erkrankungen, Anämien, Störungen der Frühschwangerschaft und bei der EPH-Gestose. Bei ausländischen Frauen wurden demgegenüber mehr psychosomatisch interpretierbare Krankheitsbilder, mehr Infektionen, 'Schwangerschaftsbeschwerden' und Hyperemesis festgestellt. Bis auf die Gruppe der Infektionen überwiegen bei ausländischen Frauen also die weniger klar umrissenen, eher allgemeine Beschwerden beschreibenden und nicht bestimmte Krankheitsbilder definierenden Diagnosen.

In Abbildung 61 wurden noch einmal Gruppen von Diagnosen bei deutschen und ausländischen Frauen gegenübergestellt. Hier erfolgte eine Zusammenfassung nach den Kriterien der diagnostischen Absicherung und des Bezugs zur Schwangerschaft. Die Gruppe 'Allgemeinerkrankungen' umfaßt die bisherigen Gruppen 'Organdiagnosen' und 'gynäkologische Erkrankungen', es folgen Komplikationen der Schwangerschaft (Störungen der Früh- bzw. Spätschwangerschaft, Gestose und Anämie), Infektionen, psychische und psychosomatische Beschwerden (ohne Rückenbeschwerden) sowie Diagnosen, die auf Beschwerdeangaben und Patientin beruhen (Hyperemesis, Schwangerschaftsbeschwerden, Rückenbeschwerden).

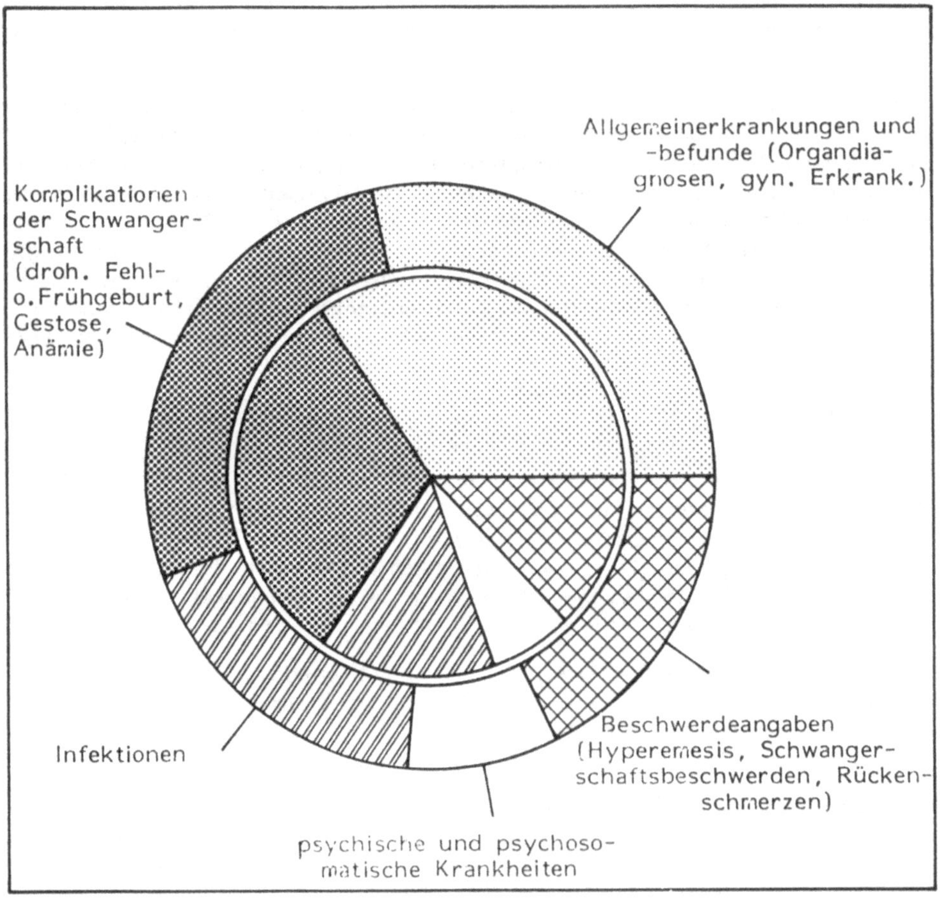

Abb. 61: Spektrum der Diagnosen bei deutschen und ausländischen Frauen; innen: deutsche Frauen, außen: ausländische Frauen

Der höhere Anteil der deutschen Frauen bei den 'härteren' Diagnosen, die sich auf Allgemeinerkrankungen und Risiken der Schwangerschaft beziehen, wird hier noch einmal deutlich. Dagegen fällt der überproportionale Anteil der ausländischen Frauen an den eher weniger konkreten oder auf Beschwerdeangaben der Patientin beruhenden Diagnosen auf.

Wir wollen diese Differenzen nicht überinterpretieren. Es drängen sich jedoch zwei einander entgegenlaufende Erklärungsmuster auf: Einerseits könnten die weniger spezifischen Diagnosen bei ausländischen Frauen - zusammen mit der insgesamt geringeren Zahl gestellter Diagnosen - ein Hinweis auf Probleme im diagnostischen Prozeß und, in einer sehr weitgehenden Interpretation, auf eine geringere diagnostische Abklärung von Beschwerden sein. Dies deckt sich mit der insgesamt geringeren labormedizinischen Abstützung von Befunden (vgl. Abschnitte 3.4 und 4.3), wobei die Frage der wechselseitigen Bedingung dieser Zusammenhänge nicht entschieden werden kann.

Andererseits kann das abweichende Diagnosenspektrum aber auch Ausdruck eines tatsächlich unterschiedlichen Krankheitsgeschehens sein. Die oft beschriebene Tendenz zur Somatisierung von migrationsbedingten Konflikten kann gerade in dem psychischen und physischen Ausnahmezustand Schwangerschaft verstärkt zum Ausdruck kommen. Es läßt sich aufgrund der vorliegenden Daten nicht entscheiden, welchem der beiden Erklärungsansätze die größere Plausibilität zuzurechnen ist. Hier können nur intensive Befragungen von Betroffenen - Patientinnen und Ärzten - und teilnehmende Beobachtungen weiterführen, wie dies in einem laufenden Forschungsvorhaben versucht wird (15).

*

Beim Vergleich der Altersgruppen 'unter 18 Jahre', '18 bis 35 Jahre' und 'über 35 Jahre' ergaben sich bei den meisten Diagnosen nur geringfügige Differenzen. In der höchsten Altersgruppe waren Infektionen, Störungen der Frühschwangerschaft (also vor allem 'drohende Fehlgeburt') und Störungen der Spätschwangerschaft (vor allem 'drohende Frühgeburt') sowie die EPH-Gestose häufiger als bei jüngeren Frauen (vgl. Tabelle 11).

Die höheren Anteile von klassischen Komplikationen in der Früh- und in der Spätschwangerschaft sowie der EPH-Gestose stimmen gut mit klinischen Erfahrungen über die höhere Fehl- und Frühgeburtenhäufigkeit älterer Frauen überein (16).

Demgegenüber sind die eher unspezifischen Diagnosen 'vegetative Dystonie' und 'Kolpitis' bei Frauen der mittleren Altersgruppe häufiger. Es sind dies wesentlich weniger 'dramatische' Diagnosen als die Störungen der Früh- oder Spätschwangerschaft oder die EPH-Gestose.

Bei den sehr jungen Frauen fand sich besonders häufig die Diagnose 'Hyperemesis'. Bezogen auf das 'übermäßige Schwangerschaftserbrechen' wird in der klassischen psychoanalytischen Literatur ein Zusammenhang mit fehlendem Kinderwunsch hergestellt (17). In neueren Untersuchungen wird dieser direkte Zusammenhang bestritten, und es wird eher ein ungelöster Konflikt zwischen bestehendem Kinderwunsch und fehlenden Realisierungsmöglichkeiten der eigenen Vorstellungen in der Partnerschaft und bezogen auf das erwartete Kind beschrieben (18). Patientinnen mit Hyperemesis gravidarum werden als oral gehemmte Frauen mit nicht abgeschlossener Persönlichkeitsentwicklung geschildert (19). Es wäre sicherlich nicht zulässig, bei den Frauen unter 18 Jahren generell fehlenden Kinderwunsch zu unterstellen, jedoch sind hier Konflikte im Zusammenhang mit nicht abgeschlossener Ausbildung oder weniger stabilen Partnerschaften wahrscheinlicher als in höheren Altersgruppen.

Tab. 11: Häufigkeit einzelner Diagnosen je 100 Frauen der jeweiligen Altersgruppe

Diagnosen	unter 18 J.	18 - 35 J.	über 35 J.
Infektionen	21,7	31,4	34,3
Störungen d. Frühschwangersch.	4,4	14,7	18,1
Hyperemesis	17,4	14,4	8,6
Störungen d. Spätschwangersch.	*	7,8	10,5
EPH-Gestose	*	8,0	16,2
Vegetative Dystonie	*	13,2	10,5
Kolpitis	*	12,2	6,6

* geringe Fallzahlen

Insgesamt war die Zahl festgestellter Diagnosen bei den Frauen unter 18 Jahren deutlich geringer als in den höheren Altersgruppen; organmedizinisch begründbare Störungen scheinen bei ihnen kaum vorgelegen zu haben. Dies steht im Widerspruch zu älteren Arbeiten aus dem klinischen Bereich, die bei Frauen unter 18 Jahren über höhere medizinische Risiken berichten (20). Angesichts der in Abschnitt 3.1 dargestellten Untererfassung sehr junger Frauen im untersuchten Kollektiv ist es möglich, daß sich bei den nicht oder erst spät ärztlich betreuten jungen Frauen das Morbiditätsspektrum anders darstellt. Möglich ist jedoch auch, daß die Vorstellung, Schwangere unter 18 Jahren hätten mit erhöhten medizinischen Risiken zu rechnen, angesichts der kontinuierlichen Akzeleration der Vergangenheit angehört, oder daß sich hier eine deutliche Differenz zwischen ambulanter und klinischer Diagnostik ausdrückt.

Insgesamt sind die altersspezifischen Differenzen des Diagnosenspektrums jedoch unter medizinischen Gesichtspunkten und nach der eigenen Erfahrung sehr plausibel. Die gefundenen Unterschiede lassen sich kaum - wie beim Vergleich ausländischer und deutscher Frauen - nach der Exaktheit der Diagnosen unterscheiden, was dafür spricht, daß hier tatsächliche Differenzen der Morbidität oder der Symptomatik abgebildet wurden, während beim Vergleich deutscher und ausländischer Frauen ärztlichem Verhalten und der Symptomwahrnehmung und -schilderung der Patientinnen sicherlich größere Bedeutung zukommt.

*

Weitere Interpretationen zu den gestellten Diagnosen finden sich in den folgenden Kapiteln: Im Abschnitt 4.3 werden die Diagnosen bei Arbeitsunfähigkeit den Diagnosen aller Frauen gegenübergestellt, im Abschnitt 4.4 gehen wir auf den Zusammenhang der Häufigkeit von Diagnosen und Medikamenten ein, und im Abschnitt 4.5 werden multivariate Auswertungen zum Verhältnis von Diagnosen und Verordnungen dargestellt.

4.3 Struktur der erbrachten Leistungen im Rahmen der ärztlichen Behandlung von schwangeren Frauen

Im Rahmen der allgemeinen Behandlung auf Krankenschein kann - im Gegensatz zur Mutterschaftsvorsorge - das gesamte Spektrum der zwischen Krankenkassen und Kassenärztlichen Vereinigungen als abrechnungsfähig vereinbarten ärztlichen und labormedizinischen Leistungen erbracht werden. Durch die 58 im Quartal III/75 untersuchten Ärzten häufig abgerechneten Leistungen waren Beratungen (236 je 100 Frauen), eingehende Untersuchungen (62 je 100 Frauen) und die Ausstellung von Arbeitsunfähigkeits-Bescheinigungen bei berufstätigen Frauen (69 je 100 Frauen). 'Vaginale Behandlungen' wurden bei 34 von 100 Frauen durchgeführt, intramuskuläre oder intravenöse Injektionen wurden 47 von 100 Frauen verabreicht.

Vergleicht man deutsche und ausländische Frauen, so fallen zunächst die geringeren Zahlen von erbrachten Leistungen pro behandelter ausländischer Frau auf. Für deutsche Frauen waren es durchschnittlich 5,6 Leistungen, für ausländische Frauen 5,1 Leistungen im Quartal.

Berücksichtigt man die etwas selteneren Arztkontakte der ausländischen Frauen, so ergeben sich bei deutschen Frauen 1,54 Leistungen je Besuch, bei ausländischen 1,50. Diese geringfügige Differenz wird erheblich grösser, wenn man die Ausstellung von Arbeitsunfähigkeits-Bescheinigungen - die keine ärztliche Leistung im eigentlichen Sinn darstellt - herausnimmt. Für rein ärztliche oder labordiagnostische Maßnahmen ergeben sich dann 5,05 Leistungen je deutscher und 4,40 Leistungen je ausländischer Frau; pro Besuch sind dies 1,40 bei deutschen und 1,29 bei ausländischen Patientinnen. Tabelle 12 zeigt die Häufigkeit der je Fall erbrachten einzelnen Leistungen nach der Nationalität der Frauen.

Deutlich seltener als bei deutschen Frauen erfolgten bei ausländischen Patientinnen eingehende Untersuchungen, vaginale Behandlungen, Kolposkopien, Bestimmungen des Hämoglobin-Werts und Auszählungen von Leukozyten und Erythrozyten. Bei intramuskulären und intravenösen Injektionen ergibt sich ein Austausch: intravenöse Injektionen waren bei deutschen, intramuskuläre bei ausländischen Frauen deutlich häufiger. Ob sich hier ein anderes therapeutisches Verhalten der Ärzte, Vorbehalte der ausländischen Frauen gegenüber intravenösen Injektionen oder ein schlichter Zufallsbefund ausdrücken, wagen wir nicht zu entscheiden.

Die insgesamt selteneren labordiagnostischen Untersuchungen bei ausländischen Frauen, die bereits im Rahmen der Mutterschaftsvorsorge festgestellt und interpretiert wurden, finden sich auch hier. Wir können nur auf unsere bisherigen Ausführungen über die Bedeutung der Früherkennung schwangerschaftsbedingter Krankheiten und Risiken durch ärztliche und labormedizinische Untersuchungen verweisen.

Tab. 12: Zahl der im Rahmen der kurativen Versorgung im Quartal III/1975 je Fall erbrachten Leistungen nach der Nationalität der Frauen

Leistungen	deutsche Frauen	ausländische Frauen
Beratung	2,38	2,33
eingehende Untersuchung	0,74	0,63
Arbeitsunfähigkeitsbescheinigung	0,55	0,70
intramuskuläre Injektion	0,28	0,34
intravenöse Injektion	0,23	0,10
vaginale Behandlung	0,39	0,29
Kolposkopie	0,15	0,08
Harnsediment	0,15	0,12
Bestimmung des Hb-Wertes	0,15	0,08
Leukozyten-/Erythrozytenzählung	0,16	0,09
andere Laborleistungen	0,20	0,22

Die Abbildungen 62 bis 66 geben zur Veranschaulichung die Verteilung der häufigsten Leistungen über die Monate der Schwangerschaft für deutsche und ausländische Frauen an. In diesen Abbildungen wurde nicht, wie bei der Darstellung der Leistungsstruktur der Schwangerenvorsorge, auf alle betreuten Frauen der jeweiligen Gruppe, sondern auf die Zahl der Frauen relativiert, die sich im entsprechenden Schwangerschaftsmonat befanden. Dies geschah deshalb, weil wir im Gegensatz zur Vorsorge hier nur kleine Ausschnitte aus Schwangerschaftsverläufen haben. Die Zahlen der in den einzelnen Monaten erfaßten Frauen schwanken zwischen 38 im zweiten und 178 im neunten Monat bei deutschen sowie 52 im zweiten und 238 im neunten Monat bei ausländischen Frauen. Würden wir die je Monat erbrachten Leistungen auf alle Frauen der jeweiligen Gruppe beziehen, so würden wir z.B. die Betreuungsintensität zu Beginn der Schwangerschaft unterschätzen. In Schwangerschaftsmonaten, in denen wir besonders viele Frauen erfaßt haben - sei es zufällig, sei es aufgrund tatsächlich höherer Inanspruchnahme gegen Ende der Schwangerschaft - würde sich demgegenüber eine relativ zu hohe Zahl von Leistungen je Frau ergeben.

Aus allen Abbildungen - bis auf die "Ausstellung von Arbeitsunfähigkeitsbescheinigungen" - ergibt sich zusätzlich zur geringeren Zahl erbrachter Leistungen auch ein eher späterer Zeitpunkt in der Schwangerschaft bei ausländischen Frauen.

Die 'Intensität' der Betreuung ist bei den dargestellten ärztlichen Leistungen (Abb. 62 bis 64) zu Beginn der Schwangerschaft deutlich am höchsten. Allerdings werden nur relativ wenige Frauen bereits im zweiten oder dritten Monat betreut. Der intensiveren Betreuung entspricht auch die im vorigen Abschnitt beschriebene höhere Anzahl von Diagnosen bei Frauen im ersten Trimenon. Die dort geäußerte Vermutung, daß gerade zu Beginn einer Schwangerschaft eingehende Diagnostik und ggf. auch Therapie durchgeführt werden, bestätigt sich hier.

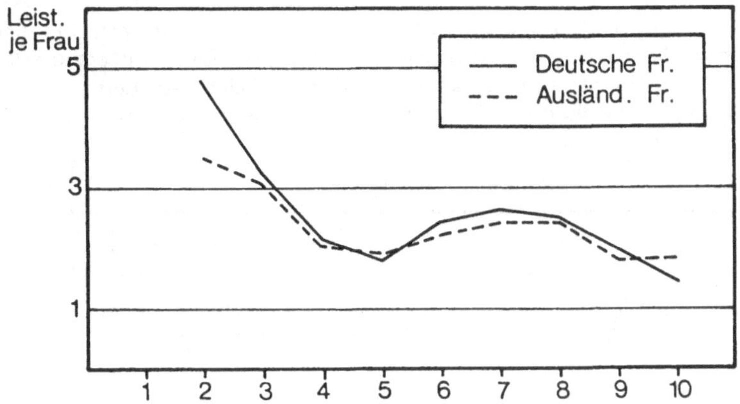

Abb. 62: Auf Krankenschein abgerechnete Beratungen (1) bezogen auf die Zahl der Frauen in den jeweiligen Schwangerschaftsmonaten nach der Nationalität der Frauen

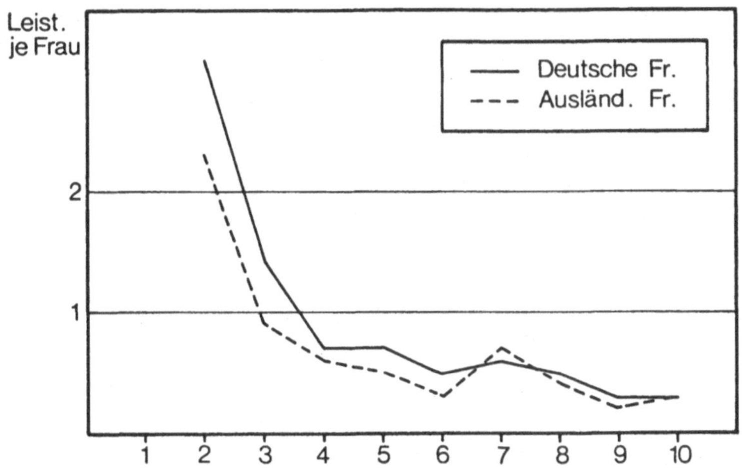

Abb. 63: Auf Krankenschein abgerechnete eingehende Untersuchungen (25) je Frau bezogen auf die Zahl der Frauen in den jeweiligen Schwangerschaftsmonaten nach der Nationalität der Frauen

Arbeitsunfähigkeitsbescheinigungen werden vor allem im ersten und im letzten Trimenon bis zum Beginn der Schutzfrist ausgestellt. Es spiegeln sich hier die häufigen Diagnosen, die sich auf Beschwerden und Störungen der Frühschwangerschaft (Hyperemesis, drohende Fehlgeburt) beziehen, und die ab dem siebenten Monat ebenfalls wieder ansteigende diagnostizierte Morbidität (drohende Frühgeburt, EPH-Gestose usw.) wider. Dies ist plausibel, gilt doch allgemein die Mitte der Schwangerschaft, also der vierte bis sechste Monat, als die unproblematischste und mit den geringsten Beschwerden und Risiken verbundene Phase. Eine andere Erklärung für die höheren Werte der Beratungen und eingehenden Untersuchungen gerade im zweiten Monat könnte sein, daß dies teilweise Leistungen bei noch nicht sicher feststehender Schwangerschaft und vor der Ausstellung eines Mutterschaftsvorsorgescheins waren.

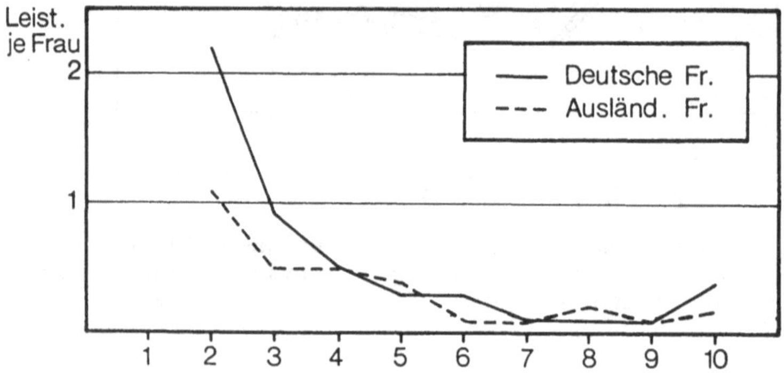

Abb. 64: Auf Krankenschein abgerechnete 'Vaginale Behandlungen' (484) je Frau bezogen auf die Zahl der Frauen in den jeweiligen Schwangerschaftsmonaten nach der Nationalität der Frauen

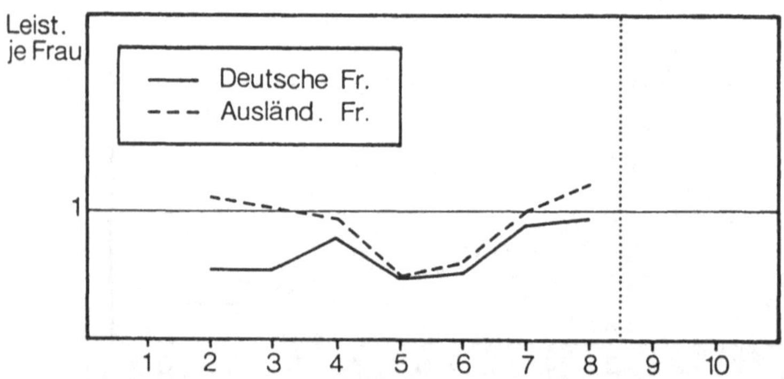

Abb. 65: Ausstellung von Arbeitsunfähigkeitsbescheinigungen (14a) je Frau bezogen auf die Zahl der Frauen in den jeweiligen Schwangerschaftsmonaten nach der Nationalität der Frauen

Eine Sonderstellung innerhalb des Leistungsgeschehens nimmt, wie bereits angedeutet, die Ausstellung von Arbeitsunfähigkeitsbescheinigungen ein. Aus der Häufigkeit der Abrechnung der entsprechenden Gebührenordnungsposition (14a) und aus den Abständen zwischen Arztbesuchen mit Krankschreibungen läßt sich die Frequenz und die Dauer der Arbeitsunfähigkeit von schwangeren Frauen berechnen. Insgesamt waren Arbeitsunfähigkeitsbescheinigungen bei ausländischen Frauen wesentlich häufiger als bei deutschen. 26 % der deutschen, aber 37 % der ausländischen Frauen waren einmal oder mehrfach krankgeschrieben worden.

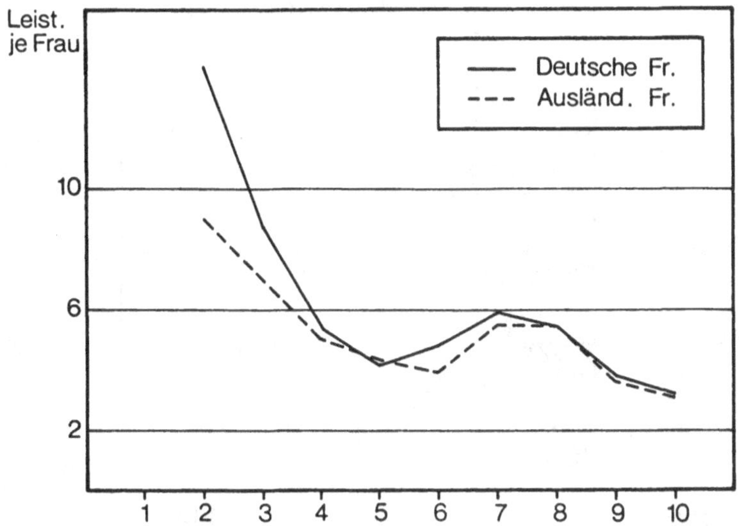

Abb. 66: Auf Krankenschein abgerechnete Leistungen je Frau bezogen auf die Zahl der Frauen in den jeweiligen Schwangerschaftsmonaten nach der Nationalität der Frauen

In den meisten Fällen lag im untersuchten Quartal eine Krankschreibung vor, im Falle von mehreren Krankschreibungen lagen die Termine jeweils sieben Tage auseinander. Wir gehen deshalb davon aus, daß die einmaligen Krankschreibungen in der Regel ebenfalls für eine Woche galten, wie dies ja weitgehend praktiziert wird. Abbildung 67 zeigt die Dauer der Arbeitsunfähigkeit für deutsche und ausländische Frauen. Ausländerinnen waren stärker vertreten bei einer Krankheitsdauer von zwei bis vier Wochen, kurze und noch längere Zeitspannen sind bei deutschen Frauen etwas häufiger. Insgesamt sind die Differenzen nicht sehr bedeutend.

Dies gilt auch für eine Auswertung nach dem Alter der Frau. Frauen zwischen 18 und 35 Jahren waren bei den krankgeschriebenen Frauen gleich häufig wie im Gesamtdurchschnitt, ältere leicht überrepräsentiert. Jüngere Frauen kamen bei den Arbeitsunfähigkeitsfällen praktisch nicht vor. Es ist anzunehmen, daß sie sich zum größten Teil noch in der Ausbildung befanden.

Unter den Frauen mit Krankschreibungen befanden sich mehr als 99 % selbst versicherte Frauen; dies zeigt, daß es durchaus zulässig ist, davon auszugehen, daß mitversicherte Frauen im allgemeinen nicht berufstätig sind.

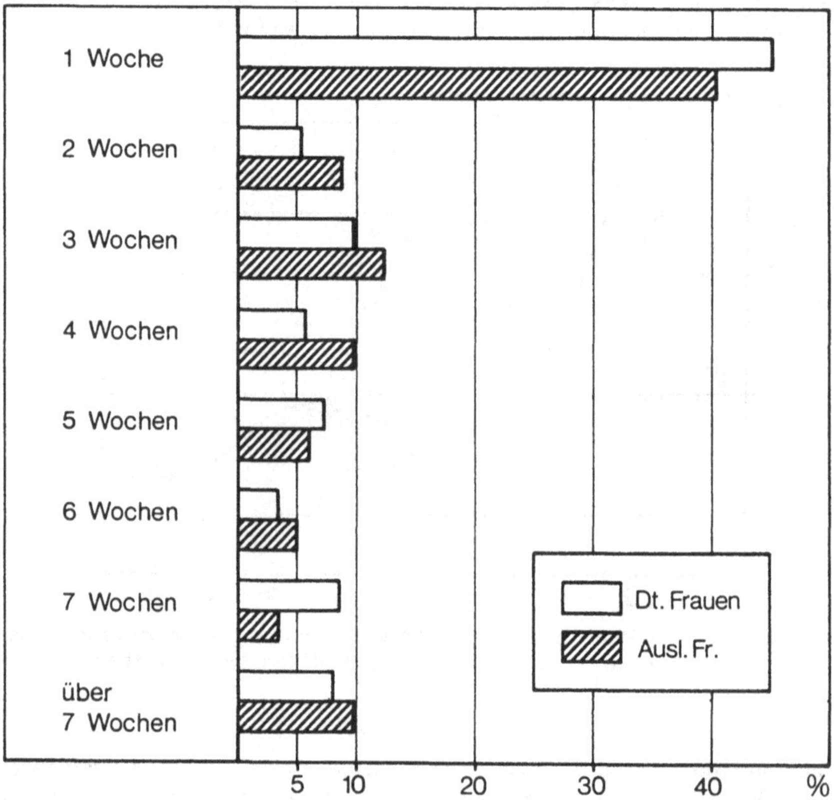

Abb. 67: Dauer der Arbeitsunfähigkeit nach der Nationalität der Frauen

Interessant ist des weiteren die Frage, welche Diagnosen bei Frauen mit gleichzeitiger Krankschreibung angegeben waren. Tatsächlich unterschied sich ihr Diagnosenspektrum in charakteristischer Weise vom Durchschnitt aller Frauen. Diagnosen, die häufiger mit Krankschreibungen assoziiert waren, betrafen Infektionskrankheiten, Störungen der Frühschwangerschaft wie drohender Abort, Hyperemesis, Magen-Darm-Erkrankungen und Rükkenbeschwerden. Dies gilt in gleicher Weise für deutsche wie für ausländische Frauen (Abb. 68).

Diagnosen, die bei Arbeitsunfähigkeit seltener vorkamen, waren Haut- und Stoffwechselerkrankungen, gynäkologische Erkrankungen und Befunde, Anämie und 'Schwangerschaftsbeschwerden'.

Wie in Abschnitt 4.2.1 bereits beschrieben, gibt es bei einigen der genannten Diagnosen eine klare Indikation zur Krankschreibung (z.B. drohender Abort oder drohende Frühgeburt), bei anderen dagegen ist zu

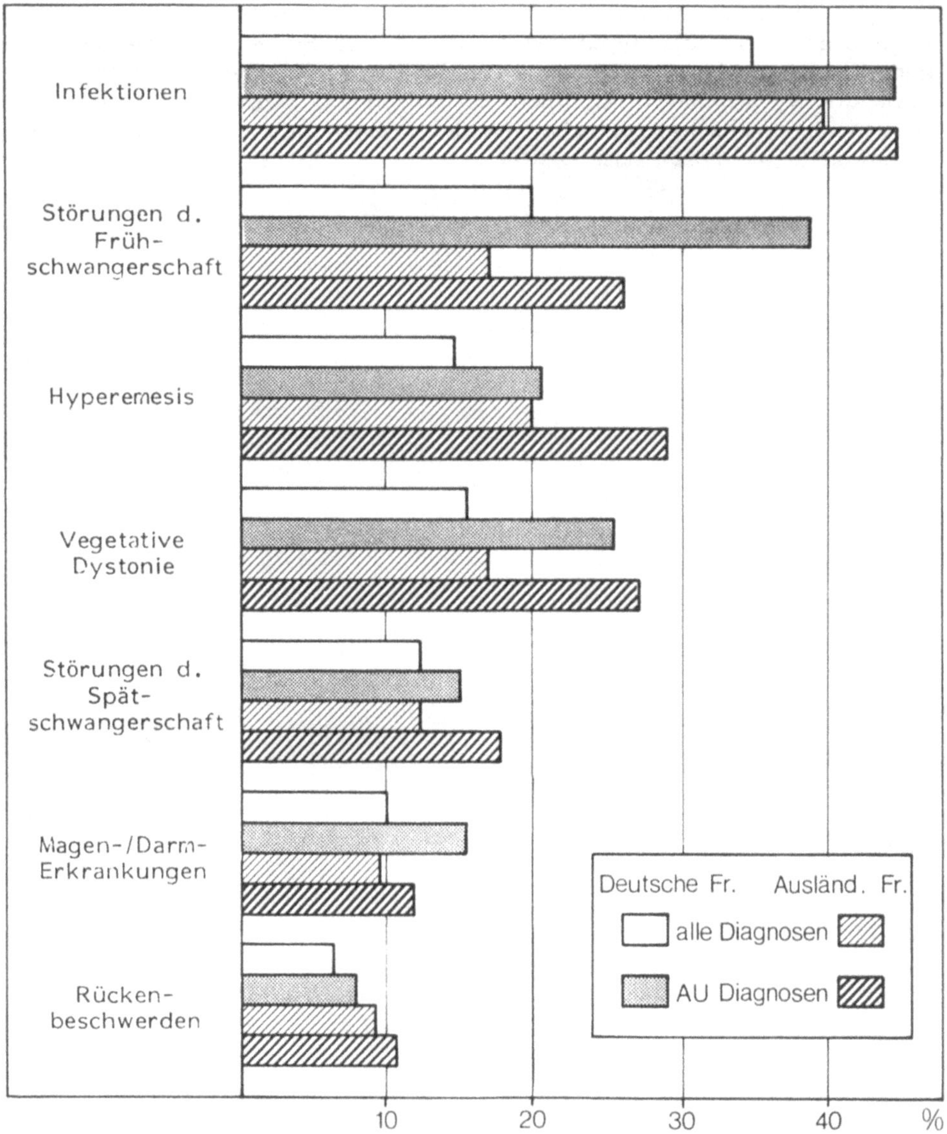

Abb. 68: Vergleich der Diagnosen aller behandelten Frauen mit den Diagnosen bei Arbeitsunfähigkeit nach der Nationalität der Frauen

vermuten, daß es sich um 'Ersatzdiagnosen' handelt, die dazu dienen sollen, der schwangeren Frau einige Tage der Entlastung von ihren beruflichen Aufgaben zu verschaffen. Hier sind vor allem die wenig präzisen

Diagnosen 'vegetative Dystonie' und 'Rückenbeschwerden' zu nennen sowie - wegen des nach strenger Auffassung des Krankheitsbildes viel zu häufigen Gebrauchs - die Hyperemesis. Die bei der Betrachtung der allgemeinen Diagnosen bereits festgestellte Differenz zwischen deutschen und ausländischen Frauen hinsichtlich der Diagnosen Hyperemesis sowie Störungen der Frühschwangerschaft wird bei einer Betrachtung der Arbeitsunfähigkeits-Diagnosen noch deutlicher.

4.4 Arzneimittelverordnungen in der kurativen Versorgung von schwangeren Frauen

4.4.1 Zum Problem der Arzneimittelverordnung in der Schwangerschaft

Ein zentraler Bestandteil ambulanten ärztlichen Handelns ist die Pharmakotherapie. Wiewohl als Tatsache unumstritten, entzünden sich hieran immer wieder Kontroversen, die sich am Umfang und der Spezifität der Arzneimittelverordnungen, an Notwendigkeit und Grenzen von Wirkungsnachweisen, der Arzneimittelsicherheit und nicht zuletzt auch an den wenig entwickelten Therapiealternativen in der ambulanten Medizin festmachen.

In besonderer Weise sind diese Probleme am Beispiel der Arzneimittelverordnungen in der Schwangerschaft zu diskutieren. Bei der Verordnung von Medikamenten in der Schwangerschaft sind außer pharmakodynamischen (spezifische Wirkungen betreffenden) auch pharmakokinetische Gesichtspunkte zu berücksichtigen. Mehrere Teilabschnitte der Pharmakokinetik (Absorption, Verteilung, Proteinbindung, Biotransformation und Ausscheidung) sind während der Schwangerschaft verändert (1).

Auf diese Fragestellungen wird im folgenden nicht näher eingegangen. Ihre Aufzählung soll nur auf die prinzipielle Überforderung des einzelnen verordnenden Arztes hinweisen, den potentiellen Gefahren in seinem Verordnungsverhalten angemessen Rechnung zu tragen, zumal der Bestand an 'positivem' Wissen in diesem Bereich, der auf tierexperimentelle und - selten - epidemiologische Untersuchungen zurückgeht, als relativ gering anzusehen ist. Vor dem Hintergrund rechtlicher und institutioneller 'Unsicherheiten' in der Beratung und Behandlung eines möglichen Problemfalls muß bei uns in der Regel ein Großteil dieses Problems in der Interaktion zwischen Patienten und Arzt 'individuell' gelöst werden.

Insbesondere seit der Thalidomid-Katastrophe (2) wird gefordert, auf Medikamente in der Schwangerschaft weitgehend zu verzichten, bzw. sie nur bei strengster Indikation zu verordnen (3). Eine Krankheit der Mutter wie beispielsweise die Zuckerkrankheit (Diabetes mellitus) oder ein Anfallsleiden kann jedoch eine Medikation unerläßlich machen. In der Frühschwangerschaft können Arzneimittel verordnet werden, ohne daß die Schwangerschaft bekannt ist. Hinzu kommt der große Bereich der Selbstmedikation, also die Einnahme von Arzneimitteln ohne die Kontrolle eines Arztes. Nicht vergessen werden darf aber auch die große Zahl potentiell toxischer Stoffe des Arbeits- und sonstigen Lebensbereichs.

Das Auftreten von Thalidomid-Embryopathien hatte 1961 zunächst eine starke Verunsicherung ausgelöst, die sich in sinkendem Medikamentenkonsum in der Schwangerschaft niederschlug. Bald darauf - bereits im Jahr 1962 - war aber wieder eine zunehmende Tendenz erkennbar. Steigender Arzneimittelverbrauch in der Schwangerschaft wurde in den folgenden Jahren sowohl für die Bundesrepublik und die DDR (4) als auch für angelsächsische Länder festgestellt. MAUSS, der unmittelbar im Anschluß an die Thalidomid-Katastrophe und einige Jahre später Untersuchungen zum Arzneimittelkonsum in der Schwangerschaft durchgeführt hatte, kam zu dem Ergebnis, daß sich dieser zwischen 1961 und 1968 vervierfacht hatte (5). NORA zeigte 1967 in einer prospektiven Studie an 240 Frauen, daß durchschnittlich 3,7 für potentiell teratogen gehaltene Arzneimittel je Frau im ersten Trimenon eingenommen worden waren (6). In Schottland nahmen von 1396 Frauen 97 % verschriebene und 65 % selbst verordnete Medikamente während der Schwangerschaft (7).

Die auch schon in 'historischen' Abhandlungen immer wieder diskutierten Bedingungen angeborener Strukturanomalien wurden gegen Ende der 50er Jahre in zwei Richtungen präzisiert:

- Mit der Beschreibung des Mogolismus als Trisomie-21 wurden 1959 Erbkrankheiten aufgrund von Struktur- und Funktionsanomalien der Chromosomen neu definierbar, ein Paradigmawechsel, der für die neuere Diskussion von erblichen Krankheiten ausschlaggebend war und zu einer enormen Entwicklung der Humangenetik in den folgenden Jahren geführt hat.
- Mit der Thalidomid-Katastrophe (1958-1962) war eine Konkretisierung der Bedingungen für Strukturanomalien in der menschlichen Embryonalentwicklung gegeben, bei der zunächst nicht auf tierexperimentelle Grundlagenforschung zurückgegriffen werden konnte. Es blieb lediglich der Weg einer klinisch-epidemiologischen Erforschung, für den aber in der Bundesrepublik kaum Erfahrungen vorlagen. SCHEUCH hat diesen frühen sozialwissenschaftlichen Ansatz in der Medizin kritisch gewürdigt (8).

Die beiden vorgestellten Beispiele angeborener Struktur- und Funktionsveränderungen betreffen einerseits die genetische Substanz (Mutagenese) und andererseits die embryonale und fetale Differenzierung (Teratogenese). Mutagenese und Teratogenese können durch chemische Substanzen, u.a. auch Medikamente, energiereiche Strahlung oder auch durch Virusinfekte in der Schwangerschaft ausgelöst werden (9).

WILSON schätzt, daß 25 % der angeborenen Anomalien und Entwicklungsstörungen genetischen Ursprungs sind, etwa 10 % durch bekannte Umwelteinflüsse und 65 % von unbekannten Ursachen herrühren (10). Mögliche Folgen können Organfehlbildungen, bestimmte Normvarianten, Entwicklungsverzögerungen oder funktionelle Defekte sein. Das wirkliche Ausmaß der Beeinträchtigungen ist unbekannt, insbesondere wegen der wenig erforschten funktionellen Defekte und der schwer zu erhebenden sich später manifestierenden komplexen Entwicklungsstörungen.

Der wissenschaftliche Nachweis der Teratogenität ist schwer zu führen, da praktisch nie ein kausaler Zusammenhang von Medikament und Mißbildung nachweisbar ist. Eine einigermaßen gesicherte Basis der Argumentation wäre nur durch eine prospektiv angelegte Untersuchung und durch eine hinreichend große Fallzahl gegeben. Außerdem ist zu klären, ob eine

Schädigung durch eine Substanz oder durch die Krankheit, zu deren Behandlung sie verordnet wurde, ausgelöst worden ist (11). Wünschenswert wären verläßliche Daten aus Langzeitstudien mit vergleichbaren Kollektiven z.B. behandelter und nicht behandelter Frauen.

Hinweise auf eine mögliche teratogene Potenz werden sowohl aus Tierversuchen als auch aus epidemiologischen Studien und Einzelfallanalysen gewonnen. Generell wird im Tierversuch ein Vielfaches der beim Menschen angewandten therapeutischen Dosen appliziert. Trotz dieser Einschränkungen und dem allgemeinen Problem der Übertragbarkeit tierexperimenteller Ergebnisse auf den Menschen gehen einige Autoren von der Überlegenheit der in Tierversuchen gewonnenen Ergebnisse aus (12). Dies ist nicht unumstritten (13).

Schwierig sind insbesondere die Bewertung und der Vergleich der Ergebnisse tierexperimenteller, klinischer und epidemiologischer Studien. Während epidemiologische Studien die Häufigkeit des Zusammentreffens von Fehlbildungen mit der Exposition gegenüber bestimmten chemischen Substanzen feststellen können, also Hinweise auf einen Verdacht in der Form statistischer Assoziationen oder Tests dokumentieren, jedoch keinen kausalen Zusammenhang begründen können, lassen sich im Tierversuch toxische Wirkungen experimentell, d.h. mit einem hohen Maß an Sicherheit - allerdings gebunden an das experimentelle Setting - aufzeigen. Dabei stellt sich das Problem der Wahl der geeigneten Tierspezies, da einige Substanzen in verschiedenen Tierarten unterschiedliche Wirkungen entfalten. Die Thalidomid-Embryopathie hat dies auf tragische Weise illustriert: Versuche bei Nagetieren waren negativ verlaufen; erst nach der Aufdeckung der teratogenen Wirkung von Contergan und anderen thalidomidhaltigen Präparaten durch epidemiologische Untersuchungen wurden Versuche mit anderen Tierspezies durchgeführt, bei denen sich die gleiche Wirkung wie beim Menschen zeigte.

Wie bereits erwähnt, hängen die Auswirkungen einer chemischen Substanz im Hinblick auf eine mögliche Schädigung entscheidend von der Dosis und dem Zeitpunkt der Einnahme ab. So kann dasselbe Agens, in verschiedenen Dosen und zu unterschiedlichen Zeiten appliziert, Fehlbildungen in ganz unterschiedlichen Ausprägungen induzieren. Z.B. hat Thalidomid in der Regel das typische Bild einer Dysmelie nur dann hervorgerufen, wenn es zwischen dem 20. und dem 35. Tag der Schwangerschaft eingenommen worden war.

Die Schwangerschaft läßt sich grob in Embryogenese und Fetogenese gliedern. Die Embryogenese ist die Phase der Organdetermination und umfaßt die ersten drei Monate der Schwangerschaft (Frühschwangerschaft). Die ersten zwei Gestationswochen lassen sich in Pränidationsphase, Implementationsphase und Blastogenese (frühe Differenzierungsphase, Nidation) unterteilen. Nach dem 15. Schwangerschaftstag beginnt die Organogenese, die größtenteils bis zum 42. Tag abgeschlossen ist (14). In diesem Zeitraum kann es unter der Wirkung toxischer Substanzen zu Störungen der

Organanlage, zum Ausbleiben bestimmter Differenzierungsschritte oder zu Reifungsstörungen kommen (15).

In die zweite Phase der Schwangerschaft (Fetogenese) fällt die Organdifferenzierung. Sie reicht von der zwölften bis vierzehnten Woche nach der Konzeption bis zum Ende der Schwangerschaft. In diesem Abschnitt kommt es nicht mehr zu Störungen, die die Organe insgesamt betreffen, wohl aber können strukturelle Differenzierungen und damit Organfunktionen beeinträchtigt werden.

Zentrales Organ beim Stoffaustausch zwischen dem mütterlichen und dem fetalen Organismus ist die Plazenta. Neben der Transportfunktion steht die Produktion von Sexualhormonen zur Erhaltung der Schwangerschaft im Mittelpunkt ihrer Aufgaben (16). Zahlreiche Untersuchungen bestätigen eine intensive transplazentare Passage von Arzneistoffen, z.B. Tranquilizern, Schlafmitteln oder Antibiotika oder auch von Pflanzenschutzmitteln (17).

Praktisch alle Medikamente, die im ersten Trimenon genommen werden, gehen auf den Fetus über, während die Plazenta in den folgenden Monaten eine gewisse Schutzfunktion entwickelt (18).

Pränatale Schädigungen können also im gesamten Schwangerschaftsverlauf ausgelöst werden. Je nach dem Stadium der Schwangerschaft lassen sich Störungen der Nidation (Einnistung des Eis), embryotoxische und fetotoxische Störungen unterscheiden. Während Störungen der Organanlage auf die Embryonalphase beschränkt sind, können Störungen der Organdifferenzierung und funktionelle Anomalien während der ganzen weiteren Schwangerschaft induziert werden (19). Allerdings existieren auch reparative Mechanismen, deren Umfang und Stellenwert nur schwer abgeschätzt werden können.

Mit diesen einleitenden Bemerkungen ist keinesfalls der Rahmen umrissen, in dem die Analyse der Arzneimittelverordnungen in unserer Untersuchung steht. Wir können als plausibel, aber eben nicht sicher unterstellen, daß Verordnungen, deren Rezept eingelöst worden ist, ganz oder teilweise eingenommen wurden. Wir haben darüber hinaus, wie gesagt, keine Angabe zu eingenommenen Substanzen, die - nicht verordnet - aus der Hausapotheke oder als frei verkäufliche Medikamente eingenommen wurden. Uns fehlen Parameter der Entbindung oder Angaben zur Morbidität oder Mortalität post partum, um die möglichen Wirkungen von Substanzen beurteilen zu können, es fehlen auch Verordnungen in der Schwangerschaft, die nicht von Ärzten für Geburtshilfe, Allgemeinmedizin oder praktischen Ärzten ausgestellt wurden.

So bleiben als Schwerpunkte dieser Untersuchung die medizinsoziologisch-institutionelle Analyse und der Vergleich von unterschiedlichen Gruppen von schwangeren Frauen hinsichtlich der Verordnung von Arzneimitteln. Mit der gebotenen Zurückhaltung wird versucht, eine Bewertung aller Verordnungen nach Risikogesichtspunkten vorzunehmen.

4.4.2 Zur Erhebung des Medikamentenverbrauchs in der Schwangerschaft

Eine Untersuchung zum Stellenwert von Arzneimitteln in der Schwangerschaft muß von den eingenommenen Medikamenten nach Substanzen, Dosis und Zeitpunkt ausgehen. Auch in der Schwangerschaft werden neben ärztlich verordneten Medikamenten rezeptfrei verkäufliche Mittel eingenommen. INFRATEST MARKTFORSCHUNG stellte in einer Umfrage fest, daß 24 % der Bevölkerung ein Medikament einnehmen, wenn sich die Betroffenen nicht wohl fühlen. Meist werden die Präparate der Hausapotheke entnommen (20).

Aus der Compliance-Forschung ist bekannt, daß ein nicht unbeträchtlicher Teil der ärztlichen Anordnungen nicht befolgt wird. Dies ist insbesondere für den Medikamentenverbrauch belegt (21). Die tatsächlich eingenommenen Arzneistoffe lassen sich generell und in besonderem Maße in der Schwangerschaft nur durch eine zeitnahe Befragung der Betroffenen ermitteln - und auch dann nur näherungsweise.

Prinzipiell lassen sich Daten zum Arzneimittelkonsum aus dem stationären oder aus dem ambulanten Bereich gewinnen. Dabei sind Angaben über stationär behandelte Patientinnen wegen der besseren Überschaubarkeit der Situation sicher als verläßlicher zu betrachten. Allerdings dürfte es sich immer nur um einen geringen Teil von Frauen handeln, die in der Schwangerschaft längere Zeit in der Klinik verbringen (22). Nicht zu vernachlässigen ist jedoch die Zahl der Schwangeren, die in Kliniken ambulant betreut werden.

Nach der Thalidomid-Katastrophe hat die Deutsche Forschungsgemeinschaft eine prospektive Untersuchung zu Schwangerschaftsverlauf und Kindesentwicklung initiiert (23). Zwischen 1964 und 1972 wurde von 14 774 Frauen der Schwangerschaftsverlauf und die Entwicklung des Kindes bis zum dritten Lebensjahr dokumentiert. Bei den erhobenen Medikamenten wurden mögliche Auswirkungen auf das Kind geprüft.

Eine andere Möglichkeit, einen - wenn auch begrenzten - Ausschnitt des Geschehens zu erfassen, besteht in der Auswertung der ambulanten Arzneimittelverordnungen bei schwangeren Frauen. Wie bereits erwähnt, umfassen sie nur eine Teilmenge, daß zwar nicht jedes verschriebene Medikament eingenommen wird, jedoch der Anteil der Selbstmedikation hoch sein dürfte. Eine Analyse der Verordnungsblätter erlaubt es, das Verordnungsverhalten niedergelassener Ärzte in der Schwangerschaft abzubilden und damit einen relevanten Teil auch des Verbrauchs von Medikamenten zu beschreiben.

4.4.3 Ergebnisse zu den verordneten Medikamenten

4.4.3.1 Darstellung des Gesamtkollektivs

Der folgenden Auswertung liegen 4 260 in Apotheken eingelöste Arzneimittelverordnungen aus dem dritten Quartal 1975 zugrunde. In diesem Zeitraum wurden insgesamt 426 verschiedene Arzneimittelspezialitäten zwischen einem und 320 Mal verordnet. GREISER und WESTERMANN (24) haben in ihrer Studie über Verordnungen niedergelassener Ärzte eine Klassifikation in 72 Gruppen vorgeschlagen. Entlang dieser Empfehlung haben wir aus den verordneten Medikamenten zunächst 45 Gruppen gebildet, die noch einmal zu 24 größeren Indikationsgruppen zusammengefaßt wurden (Tabelle 13).

Betrachtet man die Häufigkeit der Verordnungen nach diesen Indikationsgruppen (Tabelle 14), so verteilen sich 88 % aller Verordnungen auf zwölf Gruppen. An der Spitze stehen die Eisen-/Vitamin-/Kalkpräparate (26 %), in weitem Abstand folgen Mittel gegen Migräne und Erbrechen (12 %). Schlüsselt man diese Gruppen näher auf, so entfällt der überwiegende Teil auf Mittel gegen Übelkeit und Erbrechen, Verordnungen, die in engem Zusammenhang mit der Schwangerschaft zu sehen sind. Nach der Häufigkeit der Verordnungen folgen gynäkologische Hormone (9 %) und Mittel zur Behandlung von 'Vagina und Uterus' (6,4 %). Es schließen sich Gefäßdilatantien und Antivaricosa, Magen-/Darmmittel, Sedativa und Psychopharmaka, Antihypotonika, Externa, Antihypertonika und Antibiotika an.

Ein Vergleich mit anderen Studien zu Arzneimittelverordnungen oder -konsum in der Schwangerschaft ist nur eingeschränkt möglich, da die Art und die Struktur der Daten, aber auch die Einordnung der Medikamente in Gruppen unterschiedlich sind. Eine Ausnahme bildet die Studie von HENKE (25), in der ebenfalls Verordnungsblätter ausgewertet und die Klassifikation nach WESTERMANN und GREISER verwendet wurden. Die Untersuchung ist mit unserer insofern nur eingeschränkt vergleichbar, als dort 78 % der einbezogenen Ärzte Praktiker und nur 13 % Gynäkologen waren. Vergleicht man trotz dieser Bedenken die Ergebnisse beider Studien, so ergibt sich folgendes Bild: Übereinstimmend stehen Eisen und Vitamine an der Spitze der Verordnungen. Allerdings liegen hier unsere Ergebnisse deutlich unter den Angaben von HENKE, die 40 % aller Verordnungen bei Eisen-/Vitamin/Kalkpräparaten ermittelte (26). Sie fand für Antiemetika hingegen nur die Hälfte unserer Werte. Deutlich abweichend sind auch die hohen Anteile gynäkologischer Hormone sowie der Mittel zur Behandlung von Vagina und Uterus in unserer Untersuchung. Gleich häufig wurden in beiden Studien Schmerz- und Grippemittel (4,5 %) sowie Gefäßdilatantien verordnet. Bei der Gruppe der Sedativa/Psychopharmaka haben wir eine etwas höhere Verordnungsrate als HENKE gefunden.

Bezieht man die Verordnungen nicht auf die Gesamtzahl aller Verschreibungen, sondern auf die behandelten Frauen, so ergibt sich folgendes Bild: 45 % der Frauen in unserer Untersuchung haben ein Eisen-/Vitamin-/Kalkpräparat erhalten; in der INFRATEST-Studie waren dies 67 % (27). Antiemetika wurden dort 6 % der Schwangeren verschrieben, während unsere Werte mit 21 % noch über den Angaben von MAUSS (16 %) liegen (28). Für weitere Medikamentengruppen weisen - insbesondere angelsächsische - Autoren deutlich differierende Zahlen aus, so etwa für Schmerz- und Fiebermittel (29): Die 'Boston-Studie' ermittelte für etwa 67 % der untersuchten Frauen ein solches Präparat (39), in unserer Untersuchung waren es knapp 7 %. Ähnlich verhält es sich bei den Sedativa/Psychopharmaka, die bei uns etwa 8 % der Frauen, in Boston jedoch 28 % der Schwangeren erhielten. Vermutlich drücken sich hier nicht nur Differenzen zwischen den USA und der Bundesrepublik im Verordnungs- und Einnahmeverhalten von Medikamenten, sondern auch die grundsätzlichen Unterschiede zwischen der Erhebung verschriebener und tatsächlich einge-

Tab. 13: Verordnete Medikamente nach Indikationsgruppen und der Nationalität der Frauen (1185 deutsche, 1280 ausländische Frauen)

Indikationsgruppen	alle Frauen		deutsche Frauen		ausländ. Frauen		
	abs.	(1)*	abs.	(2)*	abs.	(2)*	(3)*
1.Schmerz- und Grippem.	190	4,5	101	8,5	89	7,0	7,7
2.Migräne, Schwindel, Erbr.	522	12,2	205	17,3	317	24,8	21,2
3.Butazolidin	84	2,0	34	2,9	50	4,2	3,4
4.Sedativa, Hypnot., Psychoph.	184	4,4	92	7,8	92	7,2	7,6
5.Augen, Ohren, Nase, Rachen	42	0,9	18	1,5	24	1,9	1,7
6.Husten, Asthma	46	1,1	21	1,8	25	2,0	1,9
7.Herz, Koronarmittel	6	0,1	4	0,3	2	0,2	0,3
8.Antihypotonika	184	4,4	96	8,1	88	6,9	7,6
9.Antihypertonika	139	3,3	92	7,8	47	4,0	5,6
10.Gefäßdilatanzien, Antivarik.	242	5,7	164	13,8	78	6,1	9,8
11.Magen/Darm, Anthelm., Lax.	198	4,6	133	11,2	65	5,1	8,0
12.Spasmolytika	82	1,9	27	2,3	55	4,3	3,3
13.Galle, Leber	34	0,8	26	2,2	8	0,6	1,4
14.Harnwegs-Desinfizienzien	99	2,3	41	3,5	58	4,5	4,0
15.Vagina, Uterus	272	6,4	198	16,7	74	5,8	11,0
16.Eisen, Vitam., Kalk, Robor.	1119	26,2	709	59,8	410	32,0	45,4
17.Allg. Hormonpräparate	5	0,1	3	0,3	2	0,2	0,2
18.Gynäkol. Hormone	391	9,2	237	20,0	154	12,0	15,9
19.innerl. Kortikoide	13	0,3	5	0,4	8	0,6	0,5
20.Sulfonamide	69	1,6	27	2,3	42	3,3	2,8
21.innerl. Antibiotika	130	3,1	72	6,1	58	4,5	5,3
22.Antihistaminika	12	0,2	6	0,5	6	0,5	0,4
23.Externa	177	4,1	99	8,4	78	6,1	7,2
24.Verschiedenes	20	0,5	11	0,9	9	0,7	0,8
Summen	4260	100,0	2421	204,3	1839	143,7	172,8

* (1) in % aller Med.; (2) je 100 Frauen; (3) in % aller Frauen

Tab. 14: Verordnete Medikamente nach Indikationsgruppen und der Nationalität der Frauen (nach der Häufigkeit geordnet)

Indikationsgruppen	alle Frauen		deutsche Frauen		ausländ. Frauen		
	abs.	(1)*	abs.	(2)*	abs.	(2)*	(3)*
1. Eisen, Vitamine, Kalk	1119	26,2	709	59,8	410	32,0	45,4
2. Migräne, Schwindel, Erbr.	522	12,2	205	17,3	317	24,8	21,2
3. Gynäkol. Hormone	391	9,2	237	20,0	154	12,0	15,8
4. Vagina, Uterus	272	6,4	198	16,7	74	5,8	11,0
5. Gefäßdilatanzien, Antivarik.	242	5,7	164	13,8	78	6,1	8,0
6. Magen/Darm, Anthelm., Lax.	198	4,6	133	11,2	65	5,1	9,8
7. Schmerz- und Grippemittel	190	4,5	101	8,5	89	7,0	7,7
8. Sedativa, Hypnot., Psychoph.	184	4,4	92	7,8	92	7,2	7,6
9. Antihypotonika	184	4,4	96	8,1	88	6,9	7,6
10. Externa	177	4,1	99	8,4	78	6,1	7,2
11. Antihypertonika	139	3,3	92	7,8	47	4,0	5,6
12. innerl. Antibiotika	130	3,1	72	6,1	58	4,5	5,3
Sonstige	512	11,9	228	19,2	284	22,2	20,7
Summen	4260	100,0	2421	204,3	1839	143,7	172,8

* (1) in % aller Med.; (2) je 100 Frauen; (3) in % aller Frauen

nommener Medikamente aus - Unterschiede, die bei Schmerzmitteln besonders drastisch sein dürften.

In der Literatur wird häufig der Zusammenhang von Alter und Arzneimittelkonsum mit der Tendenz diskutiert, daß zunehmendes Alter mit höherem Medikamentenverbrauch korrespondiere (31). Bei einer Einteilung in drei Altersklassen waren von den behandelten schwangeren Frauen 1,6 % unter 18 Jahre, 91 % zwischen 18 und 35 Jahre und 7,4 % über 35 Jahre alt.

In der Gruppe ohne Verschreibungen dominieren erwartungsgemäß die Unter-18jährigen; sie erhielten auch insgesamt weniger Medikamente (Abbildung 69). 37 % der Frauen zwischen 18 und 35 Jahren, aber auch beinahe ein Drittel der Schwangeren über 35 Jahre erhielten keine Arzneimittelverordnung. Ein Medikament wurde in den Altersgruppen eins und drei annähernd gleich vielen Frauen (ca. 17 %), in der Gruppe zwei etwa 21 % der Frauen verordnet. Zwei bis vier Verordnungen entfielen auf ca. 26 % der jüngsten Frauen, auf 31 % in der mittleren Altersgruppe und auf 38 % der über-35jährigen Schwangeren.

Dieses Ergebnis bestätigt die oben dargestellte Hypothese über den Zusammenhang von Alter und Verordnungsrate. In der Literatur werden jedoch auch andere Befunde berichtet: BROCKLEBANK (32) fand bei der Untersuchung von Verordnungsblättern aus dem ambulanten Versorgungsbereich die höchste Verschreibungsrate bei den 30- bis 34jährigen, während sie bei den Über-35jährigen wieder abnahm.

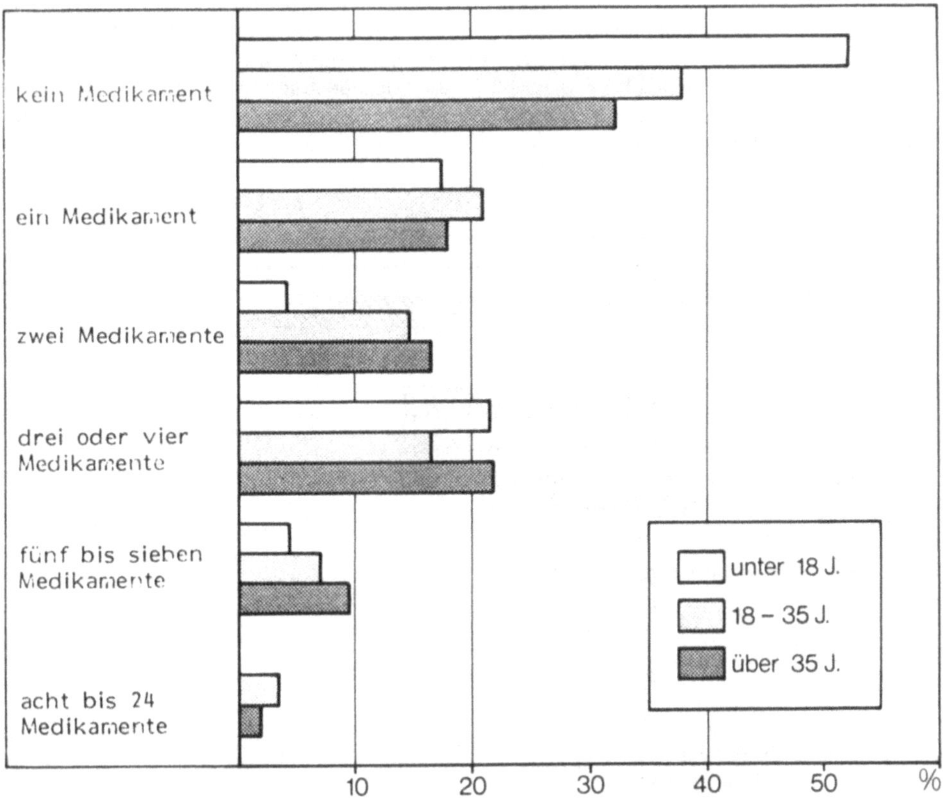

Abb. 69: Zahl der Medikamente nach dem Alter der Frauen

4.4.3.2 Vergleich zwischen ausländischen und deutschen Frauen

Wertet man die Verordnungen nach der Nationalität der Frauen aus, so entfallen auf 1185 deutsche Frauen 2421, auf 1280 ausländische Frauen 1839 Arzneimittel, das hießt, Ausländerinnen erhielten trotz ihrer Überrepräsentation in unserem Untersuchungskollektiv nur etwa 43 % der Medikamente.

Im Durchschnitt bekamen deutsche Patientinnen zwei, ausländische 1,4 Medikamente im untersuchten Quartal verschrieben, also hochgerechnet sechs bzw. 4,2 Verordnungen pro Schwangerschaft. Faktisch relativiert sich dieser Wert, da ein Teil der Frauen überhaupt kein Rezept erhalten bzw. eingelöst hat; dies betraf 32 % der deutschen und 44 % der ausländischen Frauen. Somit wurde 61 % der schwangeren Frauen mindestens ein Medikament verordnet (Deutsche: 68 %, Ausländerinnen: 56 %).

Häufig wurden einer Patientin mehrere Arzneimittel verordnet. Abbildung 70 zeigt, daß 47 % der deutschen und 34 % der ausländischen Patientinnen zwei oder mehr Verschreibungen erhielten. Mehr als drei Spezialitäten bekamen 21 % der deutschen und 12 % der ausländischen Frauen, und mehr als zehn Arzneimittel kamen bei zwei Prozent der deutschen und 0,7 % der ausländischen Frauen vor.

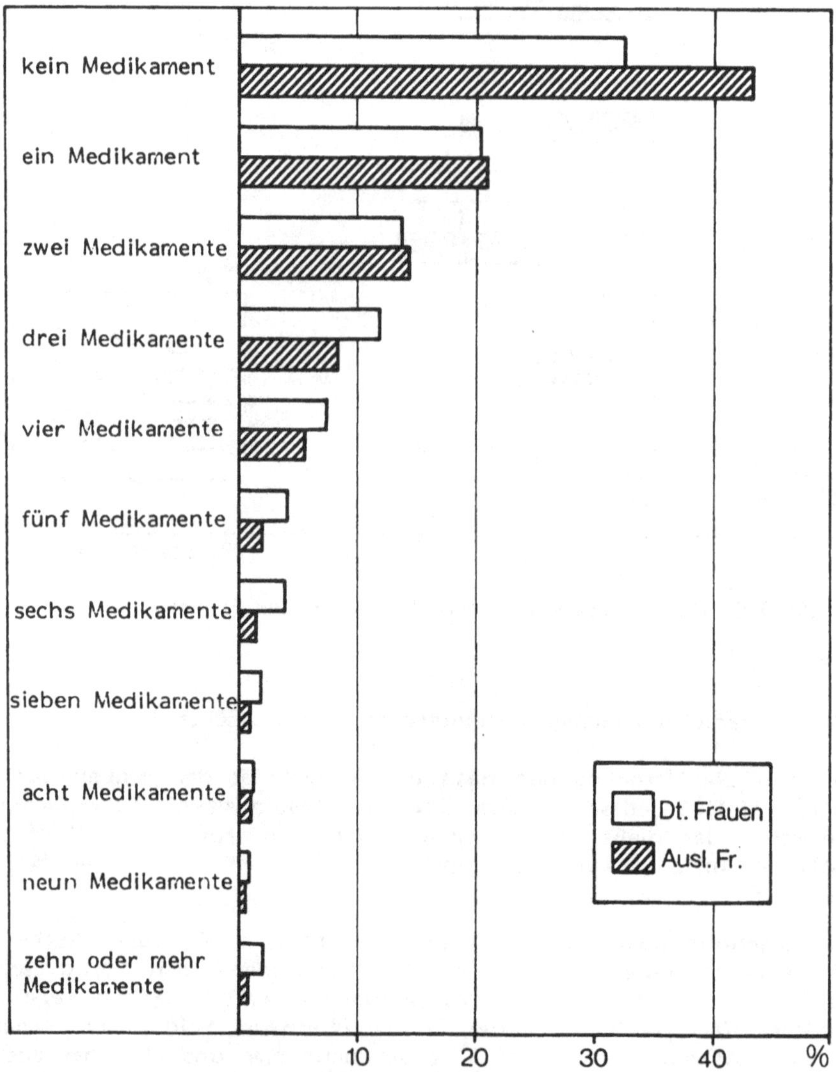

Abb. 70: Zahl der Medikamente nach der Nationalität der Frauen

INFRATEST GESUNDHEITSFORSCHUNG hat in einer kürzlich abgeschlossenen Studie die Einnahme mindestens eines Medikaments bei 69 % der Schwangeren ausgewiesen (71 % der Deutschen und 54 % der Ausländerinnen) (33). Diese Raten liegen unter den Angaben von HENKE (34), die aufgrund von Krankenkassendaten mindestens ein eingelöstes Rezept bei 75 % der Schwangeren fand.

Die tatsächliche Einnahme von Medikamenten ist nur durch eine kontinuierliche Befragung zu erfassen. Dieser Fragestellung wurde in der prospektiven Studie 'Schwangerschaftsverlauf und Kindesentwicklung' der Deutschen Forschungsgemeinschaft nachgegangen (35). Besonders ausführlich wurde die Einnahme während der ersten drei Monate analysiert, der sensibelsten Phase hinsichtlich einer möglichen mißbildungserzeugenden Wirkung. Im ersten Trimenon hatten nur 18 % der Schwangeren keine Medikamente genommen, 50 % dagegen ein bis drei; beinahe 32 % der Frauen gaben an, in diesem Abschnitt der Schwangerschaft vier oder mehr Medikamente genommen zu haben. Die untersuchten Frauen wurde geteilt in eine Gruppe mit behandlungsbedürftigen Krankheiten wie Diabetes mellitus oder Tuberkulose und eine Gruppe von 'gesunden' Schwangeren (48 %). Auch aus der zweiten Gruppe nahmen nur 22 % der Frauen keine Medikamente, 25 % jedoch vier oder mehr Arzneimittel ein. Demgegenüber kamen von den Frauen mit Vorerkrankungen 13 % in den ersten zwölf Wochen ohne Medikamente aus (36). Verglichen mit den Ergebnissen der DFG-Studie, die durch sorgfältige Protokollierung zu einer recht genauen Abschätzung der eingenommenen Arzneimittel kam, gehen wir davon aus, daß unsere Ergebnisse den untersten Wert des Arzneimittelkonsums abbilden. Angelsächsische Studien stellen sogar eine Medikamenteneinnahme (Verordnung) bei über 90 % der untersuchten Schwangeren fest (37).

*

Faßt man die Medikamente nach der <u>Indikation</u> zu ihrer Verordnung zusammen, so bestätigt sich die bereits festgestellte höhere Verordnungsrate bei deutschen Frauen in den meisten Indikationsgruppen (Abbildung 71). Ausnahmen sind Antiemetika, Butazolidin, krampflösende Mittel, Harnwegsdesinfizienzien und Sulfonamide. Auffallend ist die hohe Zahl der Antiemetika, der nach den Eisen-/Vitamin-/Kalkpräparaten insgesamt zweithäufigsten Gruppe. Im ersten Trimenon haben 44 % der in diesem Abschnitt der Schwangerschaft erfaßten deutschen und 62 % der ausländischen Frauen Präparate gegen Überkeit und Erbrechen erhalten. Dem entspricht die bei nicht-deutschen Schwangeren häufiger gestellte Diagnose 'Hyperemesis' (vgl. Abschnitt 4.2.2). Während beinahe 60 % der deutschen Frauen Eisen-/Vitamin-/Kalkpräparate bekamen, sind es bei den übrigen nur 32 %. Dies erscheint bei einem Vergleich mit der Diagnosenstruktur plausibel, ist aber insofern erstaunlich, als in der Literatur von einer höheren Anämiehäufigkeit bei Arbeitsemigrantinnen ausgegangen wird (38). Wir haben in den früheren Abschnitten der Arbeit auf den Zusammenhang zwischen der geringeren diagnostischen Absicherung durch Hämoglobinwert-Bestimmungen und der selteneren Stellung der Diagnose 'Anämie' bei Ausländerinnen hingewiesen (vgl. 3.4 und 4.2.2).

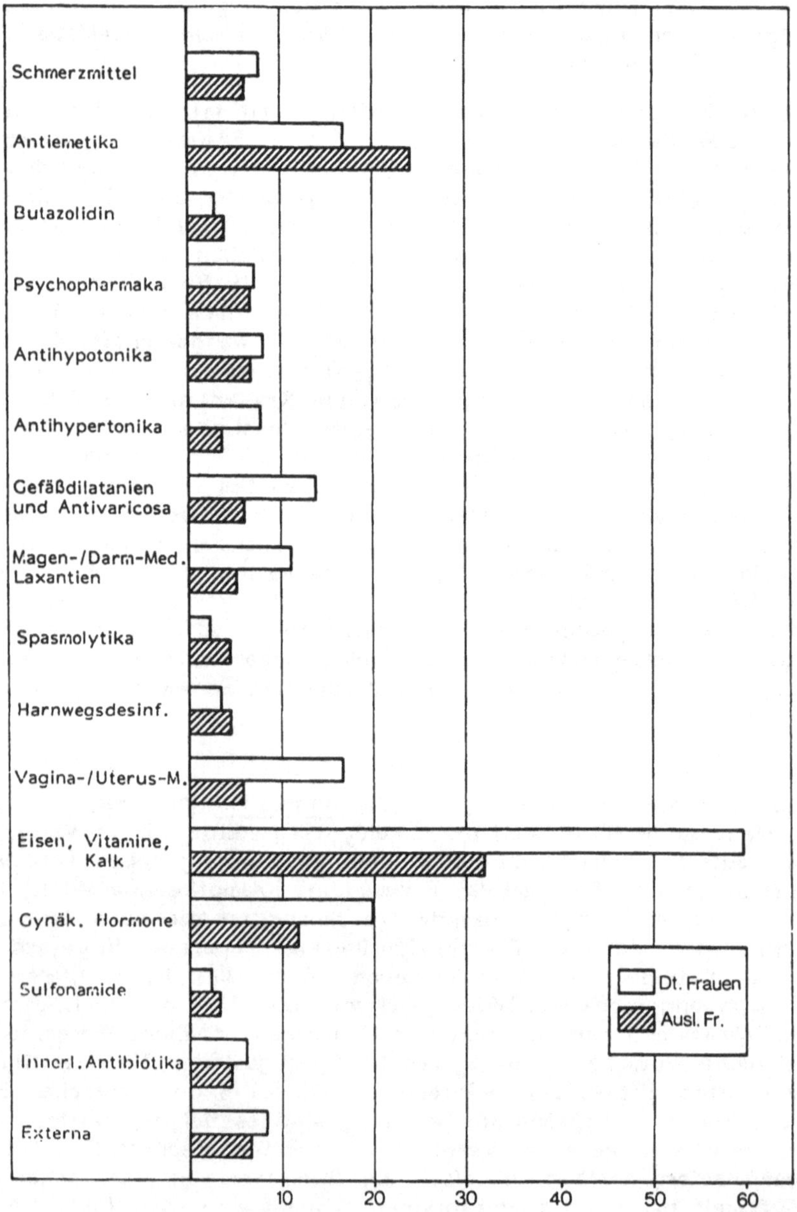

Abb. 71: Zahl der verordneten Medikamente nach Gruppen von Medikamenten je 100 deutsche oder ausländische Frauen

Wie bereits dargestellt, unterschieden sich die Arzneimittelverordnungen bei deutschen und ausländischen Schwangeren sowohl in der Gesamtzahl als auch in den Anteilen der einzelnen Indikationsgruppen. Diese Differenzen fanden sich - wenn auch nicht durchgehend und teilweise mit geringen Unterschieden - bei der Verteilung über die Monate der Schwangerschaft wieder.

34 % aller Medikamente wurden im ersten Drittel verordnet, 36 % im zweiten und 30 % im letzten Drittel der Schwangerschaft. Dieses Bild einer relativ konstanten Menge an Arzneimittelverordnungen in den verschiedenen Phasen der Schwangerschaft ändert sich allerdings, wenn man als Bezugsgröße die tatsächlich in den einzelnen Monaten erfaßten Frauen wählt. Wir haben diese Darstellungsart bereits in dem Abschnitt über die Struktur der erbrachten Leitungen im Rahmen der kurativen Versorgung gewählt, da wir wegen der Begrenzung auf ein Abrechnungsquartal sehr unterschiedlich große Zahlen von Frauen in den einzelnen Schwangerschaftsmonaten erfaßt haben (vgl. Abschnitt 3.2). Bezieht man die Arzneimittel auf jeweils 100 Frauen, die sich im selben Monat der Schwangerschaft befanden, so finden sich, besonders im letzten Trimenon, deutliche Unterschiede. Abbildung 72 zeigt, daß im zweiten Monat (bei allerdings geringer Zahl von erfaßten Frauen) die meisten Verschreibungen je Frau eingelöst wurden: deutsche Frauen haben durchschnittlich drei, ausländische Frauen etwas weniger Medikamente erhalten. Danach sinken beide Kurven ab und erreichen im fünften Monat den Tiefpunkt. Bei den deut-

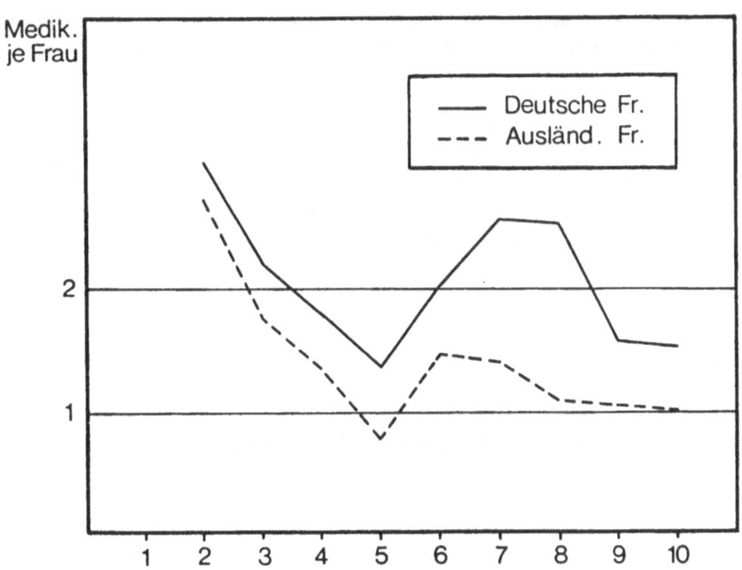

Abb. 72: In den einzelnen Schwangerschaftsmonaten verordnete Medikamente bezogen auf die Zahl der Frauen im jeweiligen Schwangerschaftsmonat nach der Nationalität der Frauen

schen Frauen nahmen die Verordnungen bis zum siebenten Monat auf etwa 2,5 Medikamente zu, bleiben auch im achten Monat beinahe konstant und sanken erwartungsgemäß im neunten Monat ab. Anders stellt sich die Situation bei den Ausländerinnen dar: nach einem leichten Anstieg im sechsten Monat, der im siebenten Monat nahezu unverändert bleibt, sinkt der Anteil der Verordnungen danach auf etwa eine Verschreibung in den beiden letzten Monaten ab. Auf Schwangerschaftsabschnitte bezogen läßt sich zeigen, daß deutsche und nichtdeutsche Versicherte im ersten Trimenon die meisten Rezepte eingelöst haben. In beiden Teilkollektiven nahm der Medikamentenkonsum vom ersten zum dritten Schwangerschaftsdrittel hin ab.

Verglichen mit anderen Untersuchungen stimmten die Ergebnisse mit MAUSS (39) überein, während HENKE (40) die meisten Verordnungen pro Frau im zweiten und BROCKLEBANK im dritten Trimenon ermittelt haben (41).

4.4.3.3 Verordnete Medikamente nach Risikoklassen

Wir haben bereits am Anfang dieses Kapitals festgestellt, daß zum gegenwärtigen Zeitpunkt eine sichere Beurteilung der teratogenen Wirkung von Medikamenten nicht möglich ist. Die Wirkstoffe sind sehr unterschiedlich intensiv untersucht worden; einige Stoffe in umfangreichen Studien, über andere, ebenfalls häufig verordnete Medikamente, liegen dagegen kaum aussagefähige Daten vor. Außer der unerläßlichen Kenntnis von Dosis und Zeitpunkt der Einnahme wären weitere Angaben wie z.B. Beeinträchtigungen durch andere Krankheiten oder Einnahme weiterer Medikamente wünschenswert. Dies erklärt, warum für eine Aufdeckung spezifischer Zusammenhänge eine prospektive Analyse von Einzelfällen erforderlich ist.

Um zumindest eine grobe Übersicht über möglicherweise risikobehaftete Wirkstoffe zu ermöglichen, liegen inzwischen einige Klassifikationen vor (42). Aus den bisher vorliegenden Studien haben BOCHERT und BASS eine Klassifikation entwickelt, die auf Ergebnissen epidemiologischer Studien und auf tierexperimentellen Befunden basiert (43). Es handelt sich hierbei um einen zweidimensionalen Index, auf dessen erster Dimension tierexperimentelle Ergebnisse und auf dessen zweiter Dimension Befunde am Menschen ausgewertet wurden. Um die sehr unterschiedlichen Untersuchungen vergleichbar zu machen, wurde als Kriterium für die Aussagefähigkeit tierexperimenteller Befunde gewählt, ob die Untersuchungen auf mehr oder weniger als drei Tierspezies basierten. Bei epidemiologischen Studien wurde als Kriterium ein Untersuchungskollektiv von mehr bzw. weniger als 100 Exponierten gewählt.

Auf beiden Dimensionen wurde nach eindeutig negativen oder positiven und bedingt negativen oder positiven sowie nach indifferenten Aussagen klassifiziert. Die verschiedenen Bereiche des Index wurden wie folgt nach Risikokriterien kategorisiert:

A: nach vorliegenden Untersuchungen kein Verdacht

B: nach vorliegenden Untersuchungen ein möglicher Verdacht

C: Umfang der vorliegenden Untersuchungen erlaubt keine Risikoabschätzung

D: nach dem Umfang der vorliegenden Untersuchungen ist eine/keine Risikoabschätzung möglich; die Anwendung verlangt eine begründete Indikation

X: nach vorliegenden Untersuchungen begründeter Verdacht.

Schließlich wurden verschiedene Risikokriterien zu sechs 'Risikoklassen' zusammengefaßt.

Klasse eins enthält Mittel, die zur Substitution von Stoffen dienen, für die in der Schwangerschaft ein erhöhter Bedarf besteht. Klasse zwei beinhaltet pflanzliche Zubereitungen und äußerlich anzuwendende Präparate. Die Medikamente dieser beiden Klassen werden allgemein als unproblematisch angesehen. Sie sind daher nicht in die Risikobewertung einbezogen.

Risikoklasse drei (in etwa entsprechend A) umfaßt Stoffe, für die nach vorliegenden Untersuchungen kein Verdacht geäußert wird. In der Risikoklasse vier (in etwa entsprechend B) finden sich jene Pharmaka, bei denen nach vorliegenden Untersuchungen der Verdacht eines Risikos nicht hinreichend begründet, aber auch nicht ausgeräumt werden konnte. Zur Klasse fünf (in etwa entsprechend C) gehören Wirkstoffe, für die keine oder nicht ausreichende Studien vorliegen, so daß eine Aussage über ein Risiko nicht möglich ist. In der Risikoklasse sechs (in etwa entsprechend D/X) wurden Stoffe zusammengefaßt, deren Anwendung eine begründete Indikation voraussetzt und für die ein begründeter Verdacht vorliegt.

Die Einteilung von BOCHERT und BASS erfolgte aufgrund einschlägiger, zusammenfassender wissenschaftlicher Arbeiten. Einschränkend muß gesagt werden, daß ausschließlich Monosubstanzen bewertet wurden, viele Präparate jedoch mehrere Wirkstoffe enthalten, über deren additive oder intermittierende Wirkung keine Angaben vorliegen. Andererseits gibt es auch Fälle, in denen die Gabe von zwei Substanzen, die einzeln hoch teratogen sind, bisher bei schwangeren Frauen keine schädliche Wirkung gezeigt hat (z.B. Glucocorticoide und Immunsuppressiva nach Nierentransplantation) (44). Diese Einschränkungen begründen den zurückhaltenden Einsatz dieser Klassifikation bei der Beurteilung des Spektrums der Verordnungen in unserer Studie.

Angesichts der Datenlage sind strenggenommen von den sechs Risikoklassen nur die Klasse drei (unbedenklich) und sechs (begründeter Verdacht) aussagefähig. Trotz dieser Einschränkungen erscheint es jedoch sinnvoll, mit einer solchen Klassifikation zu arbeiten, weil sie erlaubt - nicht zuletzt wegen der Zuordnung und Bewertung von Wirkstoffgruppen -, eine erste Klassifizerung von Verordnungen vorzunehmen. Es muß noch einmal hervorgehoben werden, daß die uns vorliegenden Daten keine Beurteilung einer tatsächlichen Schädigungswahrscheinlichkeit erlauben, sondern nur auf den Ebenen differenten Verordnungsverhaltens in der Schwangerschaft dargestellt und interpretiert werden.

Betrachtet man die Verordnungen entlang der oben dargestellten Klassifikation, so fällt der größte Teil (ca. 39 %) in die Klasse der Substanzen, für die aufgrund fehlender oder nicht ausreichender Ergebnisse keine Aussagen möglich sind. 26 % der eingelösten Arzneimittelverordnungen enthielten Wirkstoffe der Klasse eins (Mittel, die zur Substitution dienen). Pflanzliche und äußerlich anwendbare Mittel (Klasse zwei) betrugen 15 % der Verschreibungen. Es folgten mit 14 % Medikamente der Klasse vier, die diejenigen Substanzen enthält, bei denen ein Verdacht nicht hinreichend begründet werden kann. Etwa 3 % der Arzneimittel gehörten in die Gruppe, für die ein teratologisches Risiko nicht ausgeschlossen werden kann. Nahezu gleich groß ist der Anteil der als unproblematisch bewerteten Pharmaka (Klasse drei). In dieser Klasse befanden sich vorwiegend Penicilline und pflanzliche Hustenmittel.

Vergleicht man unsere Ergebnisse mit der Studie von HENKE (45), die nach derselben Klassifikation durchgeführt wurde, ergeben sich einige Unterschiede: Während in unserer Untersuchung die meisten Verordnungen auf die Klasse fünf entfallen, gefolgt von den Klassen eins und zwei, ermittelte HENKE den größten Anteil (ca. 40 %) für Vitamin-/Eisen-/Kalkpräparate (Klasse eins).

Etwa 23 % der Medikamente waren phamakologisch nicht ausreichend untersucht (Klasse zwei), an dritter Stelle folgte die Klasse fünf (21 %). Anders verhält es sich dort auch bei den übrigen Klassen: Arzneimittel, für die kein Verdacht ermittelt werden konnte (Klasse drei; 4 %), lagen über der Klasse sechs (begründeter Verdacht; 2 %). In unserer Studie sind beide Gruppen gleich groß (Tabelle 15).

Abbildung 73 zeigt die Anteile deutscher und ausländischer Frauen an den Risikoklassen. In den beiden größten Klassen eins und fünf sind deutsche Versicherte entsprechend ihrem höheren Anteil an den Verschreibungen deutlich stärker vertreten. Der beinahe doppelt so hohe Wert der deutschen Schwangeren in der Risikoklasse eins erklärt sich aus den häufigeren Verordnungen von Eisen-/Vitamin-/Kalkpräparaten für deutsche Schwangere. Risikoklasse fünf umfaßt sehr vielfältige Arzneimittel, die in ihrer Verteilung auf Deutsche und Ausländerinnen stark variieren. Deutlich höher ist die Zahl der deutschen Frauen, die Antihypertonika und Mittel zur Behandlung von 'Vagina und Uterus' erhielten. In der Risikoklasse zwei wurden für Ausländerinnen deutlich weniger Salben, Puder und Antivaricosa verschrieben. In den drei übrigen Risikoklassen sind sie dagegen geringfügig häufiger vertreten. In der Klasse sechs erklärt sich die Relation aus mehr Verordnung von Sulfonamiden an ausländische Schwangere. Bemerkenswert ist, daß in zwei Fällen Diäthylstilböstrol verordnet wurde, das in der Schwangerschaft als kontraindiziert gilt, weil es nach amerikanischen Untersuchungen Veränderungen der Geschlechtsor-

Tab. 15: Verteilung der verordneten Medikamente auf Risikoklassen in der Untersuchung von HENKE und in unserer Studie

Risikoklasse	Verordnungen			
	Unsere Untersuchung		HENKE (46)	
	abs.	%	abs.	%
1: Eisen-/Vitamin-/Kalkpräp.	1122	26,3	1440	39,7
2: Pharmakol. n. unters. Stoffe	643	15,1	820	22,6
3: Kein Verdacht	114	2,7	134	3,7
4: Möglicher Verdacht	600	14,1	408	11,2
5: Keine Aussage	1656	38,9	753	20,7
6: Begründeter Verdacht	125	2,9	74	2,0
Summen	4260	100,0	3629	99,9

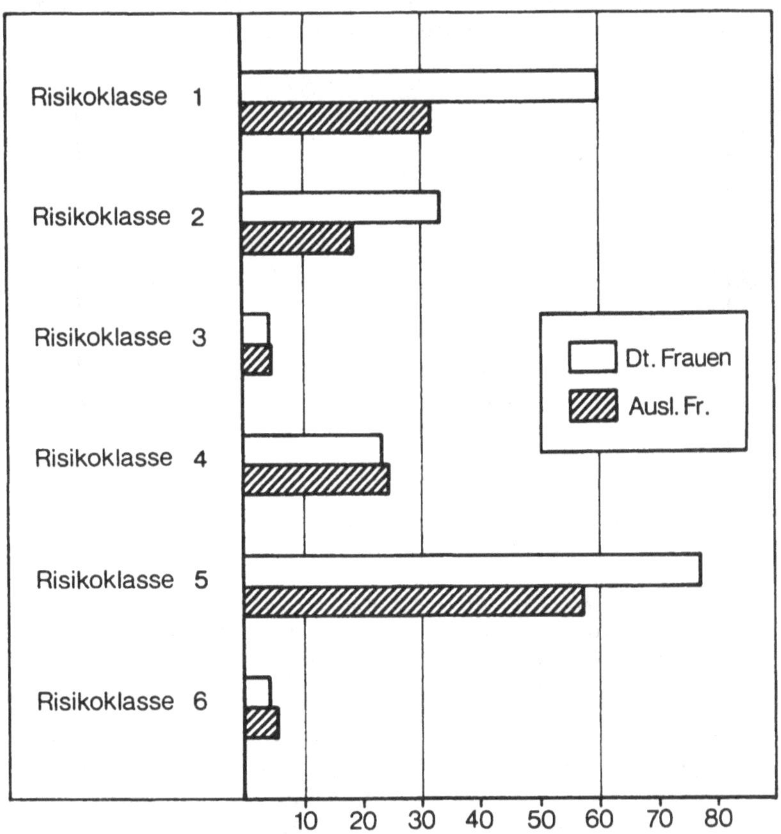

Abb. 73: Verordnete Medikamente der Risikoklassen 1 bis 6 je 100 deutsche und ausländische Frauen

gane des Kindes auslösen kann (47). Die geringfügigen Unterschiede in der Risikoklasse drei lassen sich auf zahlreiche Verschreibungen von Antiemetika für nicht-deutsche Versicherte zurückführen. Dieselbe Indikationsgruppe sowie Butazolidin-Präparate und krampflösende Mittel begründen den höheren Anteil ausländischer Patientinnen an der Klasse vier.

4.4.3.4 Verordnungen in den einzelnen Monaten der Schwangerschaft

Aus den Abbildungen 74 bis 79 ist die Verteilung der Risikoklassen nach Monaten der Schwangerschaft zu ersehen. Die Medikamente sind auf die Zahl der Frauen in den jeweiligen Schwangerschaftsmonaten bezogen. Abbildung 74 (Risikoklasse eins) macht noch einmal den insgesamt geringen Anteil der ausländischen Frauen bei den Eisen-/Vitamin-/Kalk-Präparaten deutlich.

In beiden Teilkollektiven ist ab dem sechsten Monat ein Anstieg der Verordnungshäufigkeit zu erkennen, der bei den nicht-deutschen Versicherten um die Hälfte geringer ist als bei deutschen Frauen.

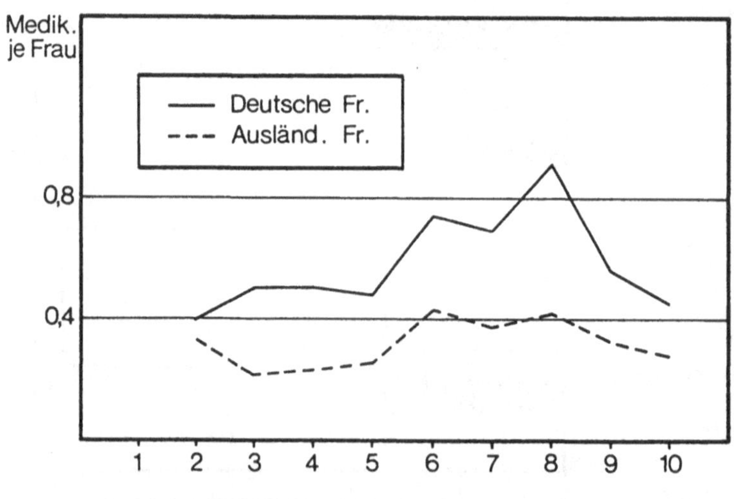

Abb. 74: Verschriebene Medikamente der Risikoklasse 1 je Frau bezogen auf die Zahl der Frauen in den jeweiligen Schwangerschaftsmonaten nach der Nationalität der Frauen

Wie in der Klasse eins liegt der hauptsächliche Teil der Verordnungen von pharmakologisch nicht bewerteten, als unschädlich eingeschätzten, Präparaten (Risikoklasse zwei, Abbildung 75) in der zweiten Hälfte der Schwangerschaft. Ähnlich unproblematisch ist die Risikoklasse drei zu bewerten (Abbildung 76). Hier liegt der Gipfel der Verordnungen bei deutschen und ausländischen Frauen zu Beginn der Schwangerschaft.

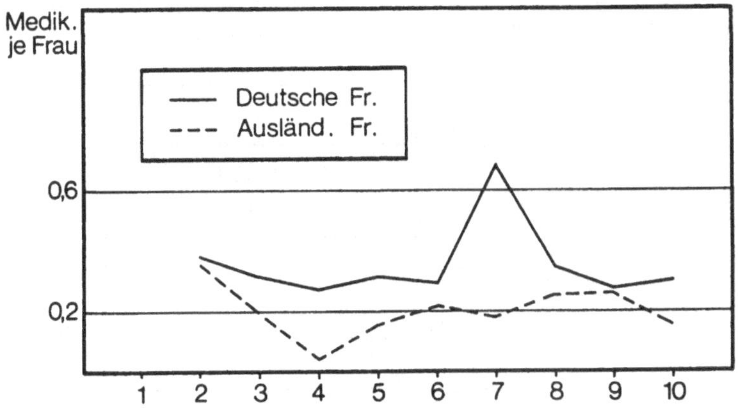

Abb. 75: Verschriebene Medikamente der Risikoklasse 2 je Frau bezogen auf die Zahl der Frauen in den jeweiligen Schwangerschaftsmonaten nach der Nationalität der Frauen

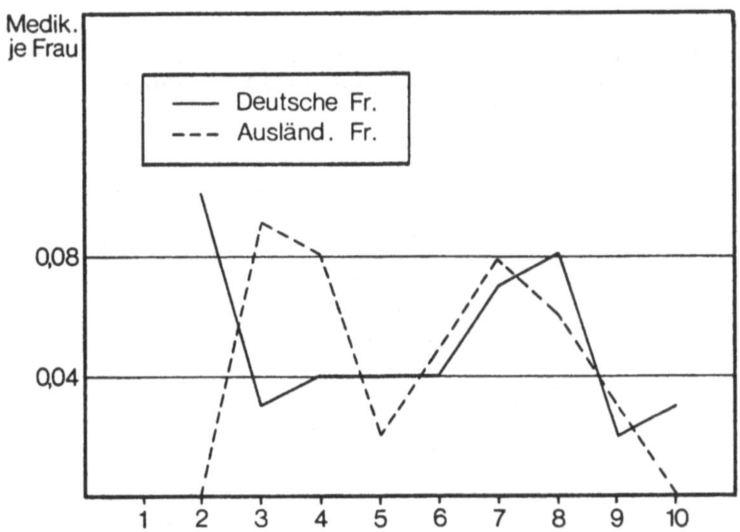

Abb. 76: Verschriebene Medikamente der Risikoklasse 3 je Frau bezogen auf die Zahl der Frauen in den jeweiligen Schwangerschaftsmonaten nach der Nationalität der Frauen

Bei den übrigen drei Klassen ergibt sich ein anderes Bild: Sowohl für die Mehrzahl der Arzneistoffe, für die keine Aussage über eine mögliche Schädigung gemacht werden kann (Risikoklasse fünf, Abbildung 77), als auch bei den Risikoklassen vier und sechs, also jenen Medikamenten, für die ein möglicher oder begründeter Verdacht besteht (Abbildungen 78 und 79), fällt die Mehrzahl der Verordnungen in das erste Schwangerschaftsdrittel, die Phase also, in der wegen der Organanlage das Risiko von Störungen der embryonalen Entwicklung am ehesten gegeben ist.

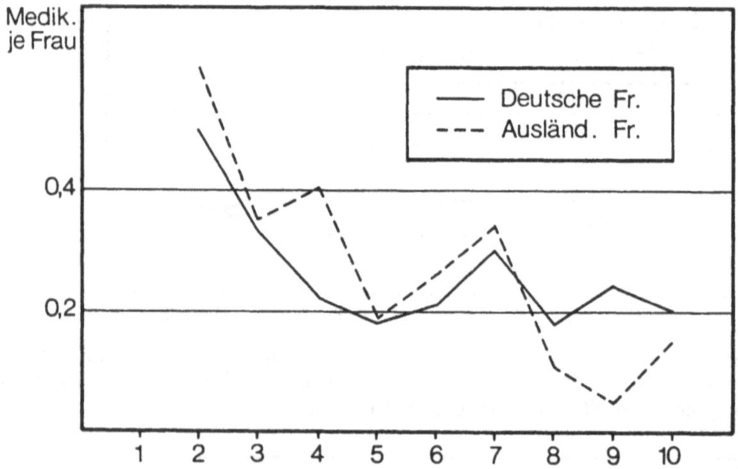

Abb. 77: Verschriebene Medikamente der Risikoklasse 4 je Frau bezogen auf die Zahl der Frauen in den jeweiligen Schwangerschaftsmonaten nach der Nationalität der Frauen

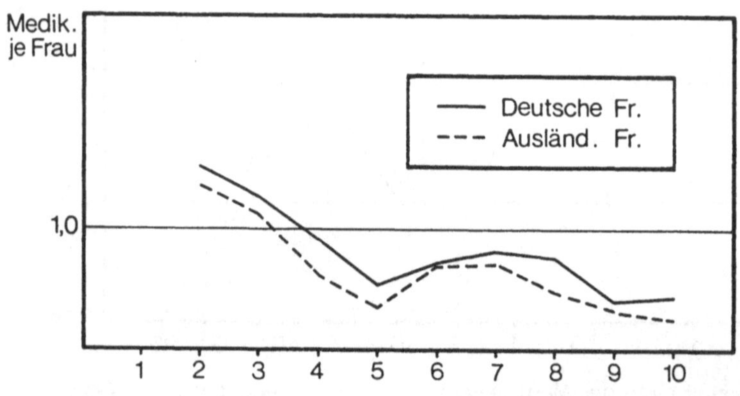

Abb. 78: Verschriebene Medikamente der Risikoklasse 5 je Frau bezogen auf die Zahl der Frauen in den jeweiligen Schwangerschaftsmonaten nach der Nationalität der Frauen

Es ist anzunehmen, daß in nicht wenigen Fällen die Arzneimitteltherapie ohne Kenntnis der Schwangerschaft begonnen wurde. Falls die Medikamente eingenommen wurden, lief ein erheblicher Teil der sensibelsten Phase der kindlichen Entwicklung unter Einfluß dieser Medikamente ab. Um also das Risiko einer Schädigung der folgenden Generation zu vermeiden, wird von verschiedenen Autoren gefordert, den Medikamentenkonsum von Frauen, bei denen eine Schwangerschaft nicht ausgeschlossen werden kann, so weit wie möglich zu reduzieren (48), bzw. nur solche Pharmaka einzunehmen, deren Stoffwechsel aufgeklärt ist (49).

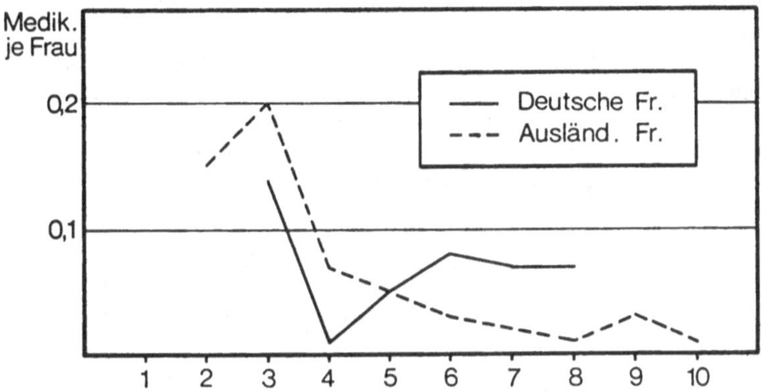

Abb. 79: Verschriebene Medikamente der Risikoklasse 6 je Frau bezogen auf die Zahl der Frauen in den jeweiligen Schwangerschaftsmonaten nach der Nationalität der Frauen

*

Im folgenden sollen die Indikationsgruppen nach der Risikobewertung und dem Zeitpunkt ihrer Verordnung für deutsche und nicht-deutsche Frauen dargestellt werden. Die Abbildungen 80 bis 91 zeigen die unterschiedliche Verteilung für die relevanten Indikationsgruppen.

Schmerz- und Grippemittel (Abbildung 80) wurden am häufigsten im siebenten Monat der Schwangerschaft verordnet. Eine Erklärung hierfür ist aus den verfügbaren Unterlagen nicht zu entnehmen. HENKE (50) hat für Schmerz- und Grippemittel eine annähernd gleiche Verteilung über die gesamte Schwangerschaft ermittelt. Unter den Schmerzmitteln sollte im letzten Drittel der Schwangerschaft insbesondere auf eine Verordnung von Salicylsäurepräparaten verzichtet werden. Die Substanz ist im Tierversuch teratogen, beim Menschen konnte diese Wirkung bisher allerdings nicht nachgewiesen weden (51). Nach der vorgestellten Risikobewertung und angesichts der Tatsache, daß Acetylsalicylsäure in vielen Schmerzmitteln enthalten ist, sind alle Präparate dieser Gruppe problematisch, da sie entweder nicht einschätzbar waren, oder der mögliche Verdacht einer Schädigung besteht.

Abbildung 81 illustriert noch einmal den großen Anteil ausländischer Frauen an den Mitteln gegen Erbrechen, Schwindel und Migräne. Nach den Eisenpräparaten stellen die Antiemetika die größte Indikationsgruppe dar. Ein Präparat dieser Gruppe wurde insgesamt 307 Mal - und damit insgesamt als häufigstes Medikament - verordnet. Dies geschah, obwohl einige Präparate keineswegs unbedenklich sind (z.B. Meclizin) (52) und allgemein anerkannt ist, daß zur Behandlung von Übelkeit und Erbrechen in der Schwangerschaft diätetische Maßnahmen im Vordergrund der Therapie stehen sollten. Erst bei schwerem, mehrmals am Tag auftretendem Erbrechen, sollte zu Medikamenten gegriffen werden. In der DFG-Studie wurde zudem festgestellt, daß Übelkeit und Erbrechen zwar unangenehme, aber keineswegs prognostisch ungünstige Begleiterscheinungen der Schwangerschaft sind. Wenn sie fehlen, spricht dies eher für eine ungünstige hormonelle Situation, und es kommt häufiger zu Fehlgeburten (53). Schwangerschaftserbrechen ist meist ein Problem der ersten zwölf Wochen. Dementsprechend - und übereinstimmend mit anderen Untersuchungen - lagen die meisten Verschreibungen im zweiten Monat (54).

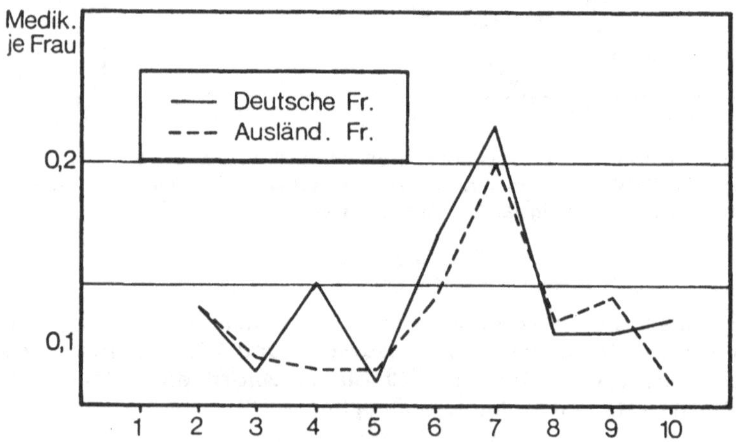

Abb. 80: Verschriebene Schmerz- oder Grippemittel je Frau bezogen auf die Zahl der Frauen in den jeweiligen Schwangerschaftsmonaten nach der Nationalität der Frauen

Bei Psychopharmaka, Sedativa und Hypnotika (Abbildung 82) zeigten die Kurven für deutsche und nicht-deutsche Frauen einen unterschiedlichen Verlauf. Während deutsche Schwangere im zweiten, fünften und neunten Monat wenig, im dritten und siebenten Monat relativ viele Präparate erhielten, bekamen ausländische Versicherte im zweiten und vierten Monat die meisten, danach mit einigen Schwankungen zunehmen weniger Schlaf- und Beruhigungsmittel.

Antihypotonika wiesen fast gegensätzliche Verläufe auf. Während ausländische Frauen im vierten und achten Monat die geringsten Gaben erhielten, fiel bei deutschen Frauen das Maximum der Verschreibungen in diese Monate (Abbildung 83).

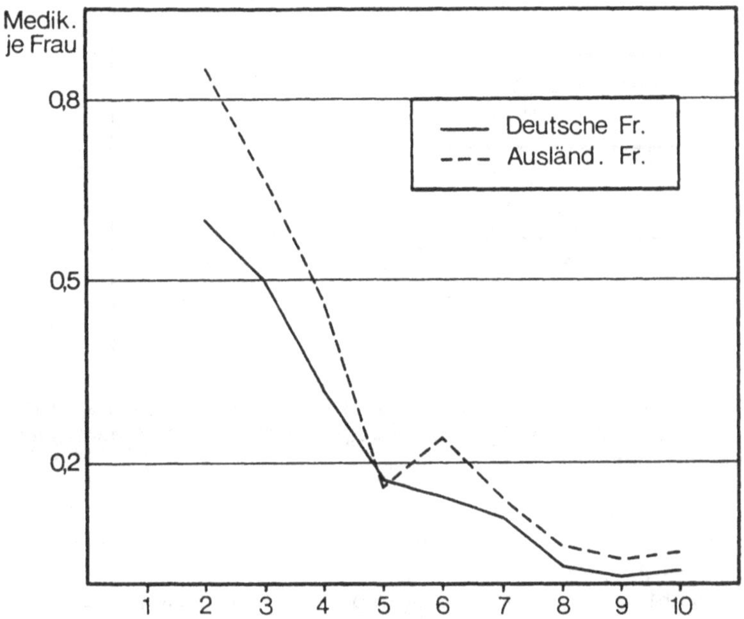

Abb. 81: Verschriebene Medikamente gegen Migräne/Schwindel/Erbrechen je Frau bezogen auf die Zahl der Frauen in den jeweiligen Schwangerschaftsmonaten nach der Nationalität der Frauen

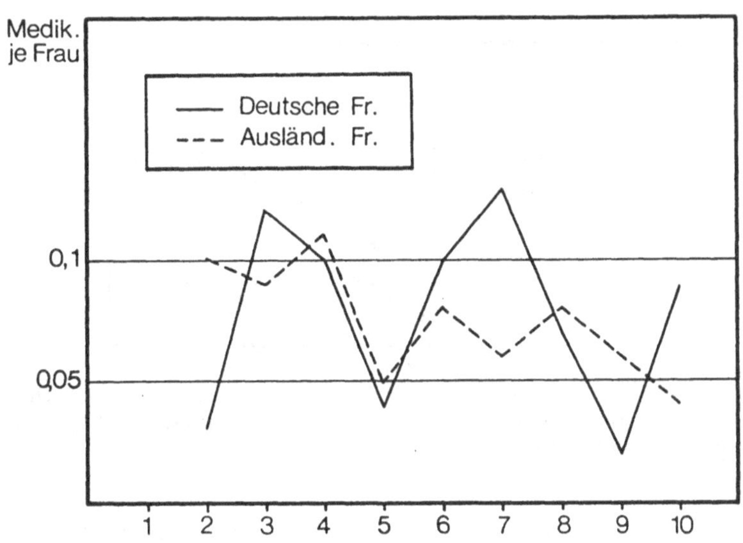

Abb. 82: Verschriebene Sedativa/Psychopharmaka je Frau bezogen auf die Zahl der Frauen in den jeweiligen Schwangerschaftsmonaten nach der Nationalität der Frauen

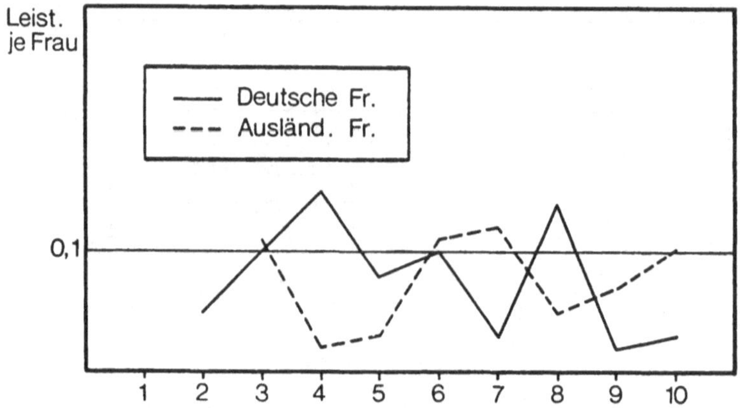

Abb. 83: Verschriebene Antihypotonika je Frau bezogen auf die Zahl der Frauen in den jeweiligen Schwangerschaftsmonaten nach der Nationalität der Frauen

Gegen Ende der Schwangerschaft können Symptome einer EPH-Gestose die Indikation für Antihypertonika darstellen, obwohl ein Teil dieser Substanzen im Verdacht steht, eine Schädigung des Fötus auslösen zu können. Abbildung 84 weist den Schwerpunkt der Verordnungen - wenn auch in unterschiedlichem Umfang - in beiden Kollektiven nach dem sechsten Monat aus.

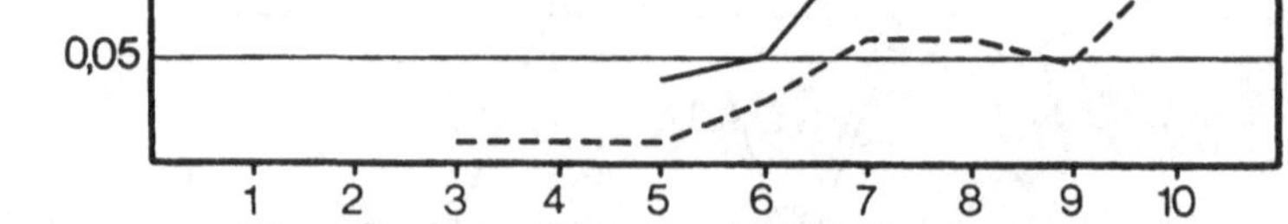

Abb. 84: Verschriebene Antihypertonika je Frau bezogen auf die Zahl der Frauen in den jeweiligen Schwangerschaftsmonaten nach der Nationalität der Frauen

Gefäßdilatanzien und Antivaricosa kamen überwiegend im zweiten Abschnitt der Schwangerschaft zur Anwendung. Ausländische Versicherte erhielten um ca. 50 % weniger Mittel gegen Störungen der venösen Durchblutung. Abbildung 85 macht darüber hinaus deutlich, daß der Verordnungsgipfel bei deutschen Frauen im achten Monat lag. Der überwiegende Teil dieser Wirkstoffe gehört in die Risikoklasse zwei, die als unschädlich gilt.

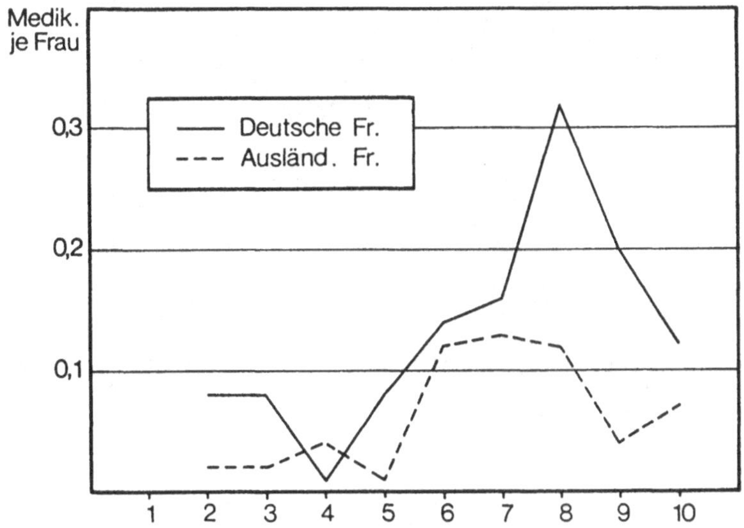

Abb. 85: Verschriebene Gefäßdilatanzien/Antivarikosa je Frau bezogen auf die Zahl der Frauen in den jeweiligen Schwangerschaftsmonaten nach der Nationalität der Frauen

Abbildung 86 zeigt die Verteilung der verordneten Magen-/Darm-Präparate. Bei dieser Gruppe handelt es sich überwiegend um Arzneimittel der Risikoklasse zwei. Allerdings ist es erstaunlich, daß auch Wurmmittel verordnet wurden, obwohl Piperazinderivate in der Schwangerschaft als kontraindiziert gelten (55).

Arzneimittel zur Behandlung von Harnwegsinfekten wurden in der zweiten Hälfte der Schwangerschaft häufiger verordnet (Abbildung 87), wobei Ausländerinnen erheblich mehr Präparate erhielten. Im Hinblick auf eine Risikobewertung wird diese Medikamentengruppe je zur Hälfte von den Klassen zwei und fünf bestimmt.

Auffallend sind die hohe Zahl und die unterschiedliche Verteilung von Arzneimitteln zur Behandlung von 'Vagina und Uterus' (Abbildung 88). Nach dem sechsten Monat sanken die Verschreibungen für nicht-deutsche Versicherte deutlich ab. Bei deutschen Versicherten fand sich dagegen ein Gipfel im siebenten Monat. Er erklärt sich im wesentlichen aus wehenhemmenden und blutungsstillenden Mitteln, die größtenteils deutschen Schwangeren bei drohender Frühgeburt verordnet wurden. Diese Präparate konnten in bezug auf eine mögliche Schädigung nicht bewertet werden (Risikoklasse fünf). Es ist jedoch anzunehmen, daß es sich um begründete Indikationen handelte.

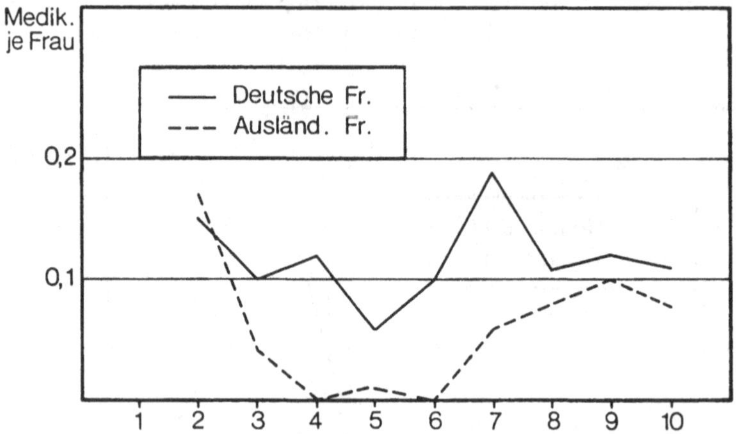

Abb. 86: Verschriebene Magen-/Darm-Medikamente je Frau bezogen auf die Zahl der Frauen in den jeweiligen Schwangerschaftsmonaten nach der Nationalität der Frauen

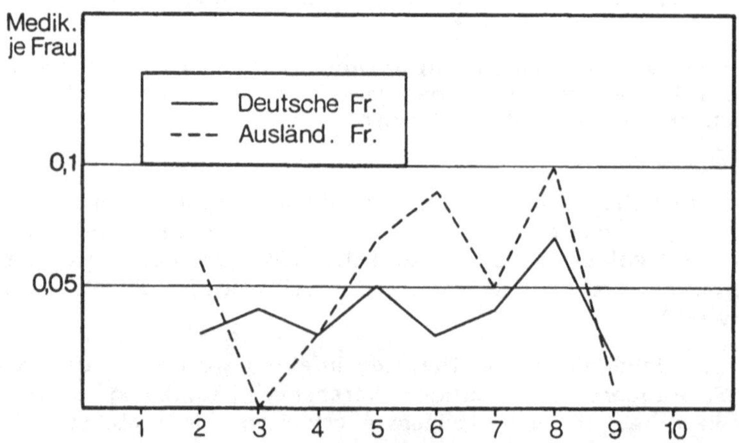

Abb. 87: Verschriebene Medikamente zur Harnwegsdesinfektion je Frau bezogen auf die Zahl der Frauen in den jeweiligen Schwangerschaftsmonaten nach der Nationalität der Frauen

Wie erwähnt, machten Eisen-/Vitamin-/Kalk-Präparate mit 26 % den größten Teil der Verordnungen aus. Im Durchschnitt bekamen 45 % aller Frauen ein Arzneimittel dieser Gruppe. Abbildung 89 macht allerdings deutlich, daß gravierende Unterschiede zwischen den Teilkollektiven bestehen. In beiden Gruppen liegt der Schwerpunkt der Verordnungen in der zweiten Schwangerschaftshälfte.

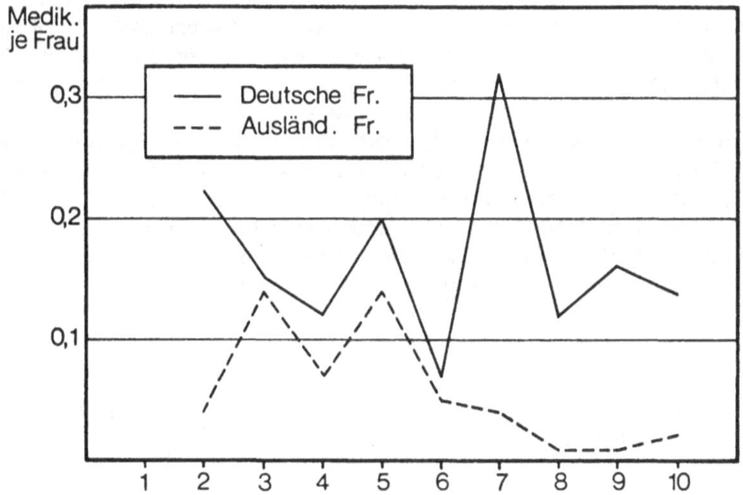

Abb. 88: Verschriebene Medikamente für Vagina/Uterus je Frau bezogen auf die Zahl der Frauen in den jeweiligen Schwangerschaftsmonaten nach der Nationalität der Frauen

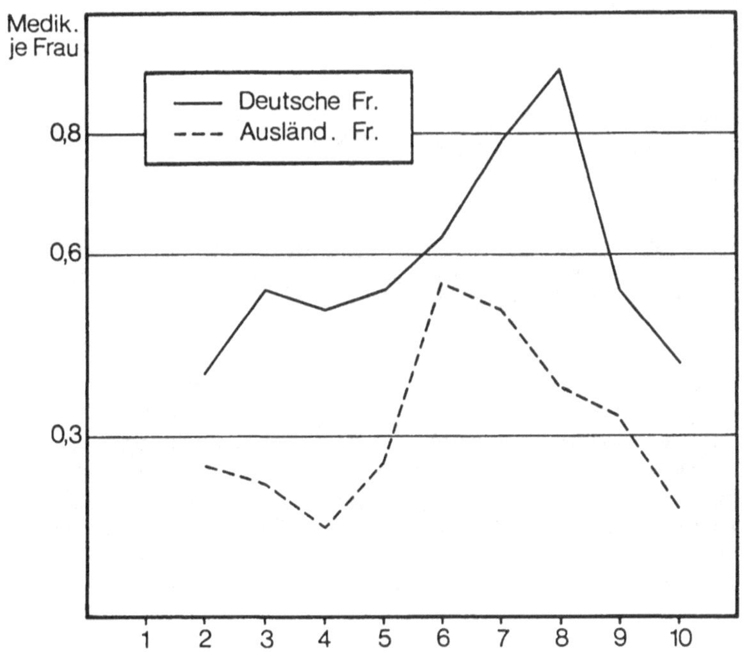

Abb. 89: Verschriebene Eisen-/Kalk-/Viatmin-Präparate je Frau bezogen auf die Zahl der Frauen in den jeweiligen Schwangerschaftsmonaten nach der Nationalität der Frauen

Eine medikamentöse Zufuhr von Eisen wird in der Literatur nicht einheitlich diskutiert. In der Studie 'Schwangerschaftsverlauf und Kindesentwicklung' der Deutschen Forschungsgemeinschaft wurde dieser Frage detailliert nachgegangen. Eine erhöhte Fehlbildungsrate bei Kindern von Müttern mit niedrigem Hämoglobinwert konnte ebensowenig bestätigt werden wie die entgegengesetzte Hypothese, die eine erhöhte Fehlbildungsrate nach Eisentherapie in der Frühschwangerschaft vermutet. Es wurde jedoch nachgewiesen, daß eine erniedrigte Hämoglobinkonzentration im dritten Trimenon der Schwangerschaft die Hb-Werte der Kinder noch sechs Wochen nach der Geburt negativ beeinflußt (56). Ebenso sind nach der gleichen Untersuchung Vitamingaben während der Schwangerschaft angezeigt (57).

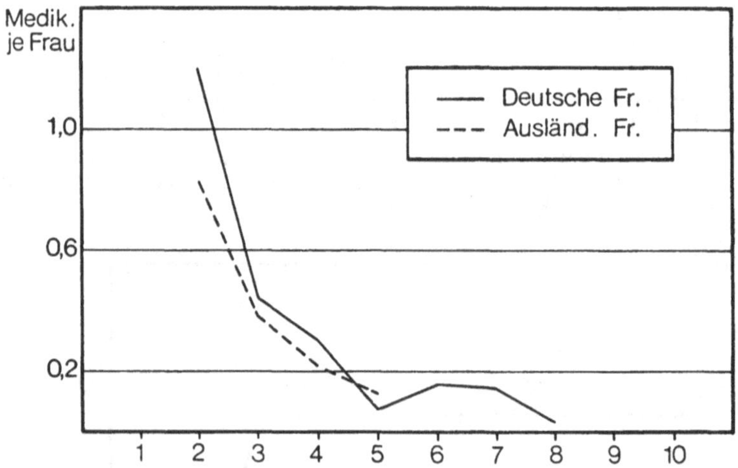

Abb. 90: Verschriebene gynäkologische Hormonpräparate je Frau bezogen auf die Zahl der Frauen in den jeweiligen Schwangerschaftsmonaten nach der Nationalität der Frauen

Auffallend ist der hohe Anteil (9 %) gynäkologischer Hormonpräparate an den Verordnungen insgesamt. Abbildung 90 macht deutlich, daß der Schwerpunkt des Verordnungsgeschehens im ersten Drittel der Schwangerschaft liegt, lediglich im deutschen Kollektiv kommt es im sechsten und siebenten Monat noch zu einem geringfügigen Anstieg. Häufigstes Präparat dieser Indikationsgruppe war Duogynon, das möglicherweise als 'Schwangerschaftstest' eingesetzt wurde, was die häufige Verwendung am Beginn der Schwangerschaft miterklären könnte.* Es liegen, wenn auch umstrit-

* Auch 1975 war Duogynon vom Hersteller nicht mehr als Schwangerschaftsnachweis empfohlen. Inzwischen ist es aus dem Handel gezogen, es wurde allerdings unter dem Namen 'Cumorit' noch bis 1980 zur Behandlung der 'sekundären Amenorrhoe' angeboten.

tene, Hinweise auf eine teratogene Wirkung von Sexualhormonen, insbesondere auch von hormonellen Schwangerschaftstests, vor (56).

Duogynon gehört neben Aspirin, Valium etc. zu jenen Arzneimitteln, die in der DFG-Studie gesondert ausgewertet wurden. Ein Zusammenhang von Duogynon-Einnahme und Klumpfuß lag - bei der Auswertung der Hälfte der Fälle - unter der statistischen Nachweisbarkeitsgrenze. Außerdem wurde der Zusammenhang zwischen der Einnahme von Sexualhormonen und Herzmißbildungen überprüft. Ein Verdacht konnte nicht ausgeräumt werden, allerdings waren die Unterschiede statistisch nicht signifikant. Das gilt auch für die weitergehenden Analysen des Zusammenhangs von Duogynoneinnahme und teratogenen Schäden beim Kind, die dem Abschlußbericht der DFG-Studie zugrundeliegen (59).

An zweiter Stelle der Verordnungen von Sexualhormonen standen in unserer Studie Gestagene, also Arzneistoffe, die eingesetzt werden, um einen drohenden Abort zu vermeiden. Auf die Problematik der Verordnung von Diäthylstilböstrol ist bereits an anderer Stelle hingewiesen worden.

Abbildung 91 gibt die zeitliche Verteilung der Verordnung von Antibiotika wieder. Während deutsche Schwangere in der zweiten Hälfte der Schwangerschaft die meisten Antibiotika erhielten, nahmen die Verordnungen für ausländische Frauen nach einem Gipfel im sechsten Monat ab. Vergleicht man diese Indikationsgruppe mit der Diagnosestruktur, so wurden häufig Infektionen diagnostiziert, die eine solche Verordnung begründen können. Problematisch bleibt der relativ hohe Anteil von Präparaten, die der Risikoklasse sechs angehören. Im wesentlichen handelt es sich hier um Tetra-

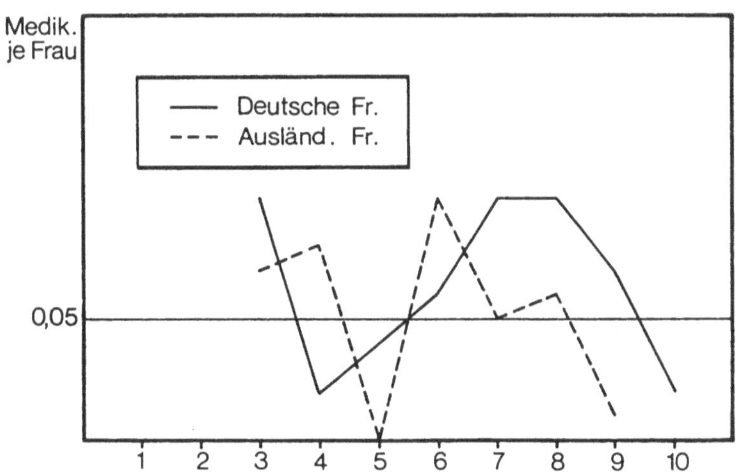

Abb. 91: Verschriebene innerliche Antibiotika je Frau bezogen auf die Zahl der Frauen in den jeweiligen Schwangerschaftsmonaten nach der Nationalität der Frauen

zykline, Substanzen, die im Tierversuch teratogen sind (60), beim Menschen Fehlbildungen induzieren können, und durch Ablagerungen in Knochen das Skelettwachstum hemmen können.

4.5 Multivariate Analysen des Zusammenhangs von Diagnosen und Medikamenten

Ein zu erwartender Befund ist der enge Zusammenhang zwischen der Zahl der gestellten Diagnosen und der Zahl der verordneten Medikamente. Abbildung 92 zeigt diese Beziehung für alle deutschen und ausländischen Frauen, die Medikamente erhalten haben. Bei deutschen Frauen ergab sich ein fast linearer Zusammenhang zwischen den Zahlen von Diagnosen und Medikamenten; bei ausländischen Frauen war diese Beziehung weniger konsistent. Die geringere Zahl verordneter Medikamente bei ausländischen Frauen - unabhängig von der Zahl gestellter Diagnosen - wird hier noch einmal deutlich.

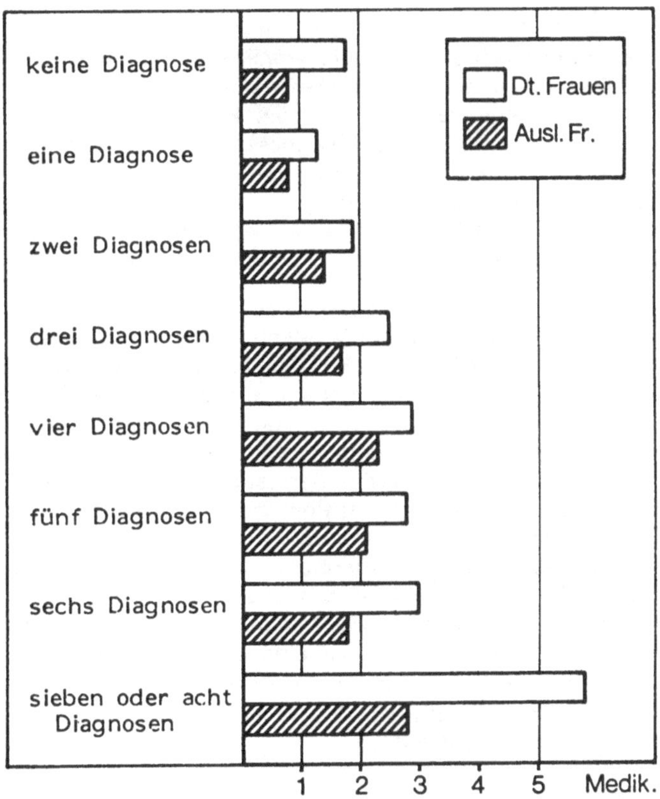

Abb. 92: Durchschnittliche Zahl verordneter Medikamente nach der Anzahl gestellter Diagnosen und der Nationalität der Frauen

Darüber hinaus vermuteten wir enge inhaltliche Zusammenhänge zwischen Diagnostik und Arzneimittelverordnung. Teilweise wurden diese Beziehungen auf der Ebene zweidimensionaler Zusammenhänge bereits referiert. Um über die Vielzahl dieser Beziehungen hinaus zu Aussagen über komplexere Zusammenhänge beider Variablen zu kommen, wandten wir zwei Verfahren der multivariaten statistischen Analyse an.

4.5.1 Anwendung logarithmisch-linearer Modelle

4.5.1.1 Zur Methode der logarithmisch-linearen Modelle

Die zu Beginn der multivariaten Analysen vorliegende Kreuztabelle aus Diagnosen und Medikamenten umfaßte 20 Diagnosengruppen und 28 Gruppen von Medikamenten. Jede Zelle dieser 20x28-Matrix enthielt die Häufigkeit, mit der ein bestimmtes Medikament gleichzeitig mit einer bestimmten Diagnose auftrat.

Da auf den Behandlungsscheinen - wie erwähnt - nur pauschal Diagnosen für das ganze Quartal angegeben waren, während die Rezepte mit dem Ausstellungsdatum versehen waren, ließ sich keine eins-zu-eins Zuordnung vornehmen, sondern es mußten alle Diagnosen eines Quartals auf alle bei dieser Frau vorgenommenen Verschreibungen bezogen werden. Über die Vielzahl der Fälle war dennoch zu erwarten, daß sich eine deutliche Zuordnung ergeben würde, die Rückschlüsse auf Art und Spezifität der Arzneimittelverordnung bei unterschiedlichen Diagnosen zuläßt.

Um diese Relation in der Form eines Zuordnungsrasters sichtbar zu machen, mußte die Ausgangstabelle in zweierlei Hinsicht umgeformt werden: Erstens galt es, den Einfluß der Randverteilungen auszuschließen, das heißt, von der Häufigkeit des Auftretens einer bestimmten Diagnosen- oder Medikamentengruppe abzusehen, da sehr stark besetzte Zeilen oder Spalten sonst leicht die Relation hätten dominieren können. Diese Umformung kann durch schrittweise Division durch die Randsummen (Normierung der Randsummen zu eins) oder durch Subtraktion (Normierung zu null) erfolgen. Zweitens sollte die Umformung bewirken, daß diejenigen Zellen kenntlich werden, die einen starken Zusammenhang zwischen der entsprechenden Diagnosen- und Medikamentengruppe zum Ausdruck bringen. Diese Zellinhalte sollten daher signifikant größer sein, als bei Unabhängigkeit der Diagnosen und der Verordnungen voneinander zu erwarten wäre. Eine solche Umformung wäre z.B. durch die Subtraktion der unter der Annahme der stochastischen Unabhängigkeit zu erwartenden Zellinhalte von den empirisch ermittelten zu erreichen.

Beide Schritte der Umformung lassen sich auf einmal ausführen, wenn man die Technik der logarithmisch-linearen Modelle verwendet. Zusätzlich kann nach einer solchen Umformung leicht die Signifikanz der so gewonnenen Zellinhalte geprüft werden (1).

Logarithmisch-lineare Modelle bestimmen die logarithmierten Zellinhalte einer Kontingenztafel durch die Linearkombination aus Effekten, die die Einflüsse einzelner Variablen und die Einflüsse von Kombinationen mehrerer Variabler - die sogenannten 'Wechselwirkungen' - darstellen. In unserem zweidimensionalen Fall mit Zellinhalten m_{ij} ($i = 1...k$; $j = 1...l$) hat das Modell die Form:

(1) $$\log(m_{ij}) = u + u_{1i} + u_{2j} + u_{12(ij)}$$

mit $u = \log m_{..} + \dfrac{\sum_{ij} \log m_{ij}}{k \cdot l}$ das Mittel über alle Zellen oder 'Niveau' der Tabelle

$u_{1(i)} = \sum_{j=1}^{l} \dfrac{\log m_{ij}}{l} - u$ der Einfluß der Variablen 1

$u_{2(j)} = \sum_{i=1}^{k} \dfrac{\log m_{ij}}{k} - u$ der Einfluß der Variablen 2

(2) $$u_{12(ij)} = \log m_{ij} - u_{1(i)} - u_{2(j)} - u$$ der Einfluß der Wechselwirkung zwischen Variable 1 und 2

Die Effekte können aus den Randsummen im Maximum-Likelihood-Verfahren geschätzt werden. Umgekehrt erhält man wegen der Monotonie der Logarithmus-Funktion aus den Effekten eindeutig die unter der jeweiligen Modellannahme zu erwartende Häufigkeit.

Das oben dargestellte zweidimensionale Modell ist 'saturiert', das heißt, es enthält alle möglichen Effekte. Daraus ergibt sich, daß die empirischen Zellinhalte vollständig mit den unter dieser Modellannahme zu erwartenden übereinstimmen. Es findet hier also keine Modellsuche und -schätzung in herkömmlicher Weise statt, sondern eine Dekomposition der Ausgangstabelle in logarithmisch-lineare Effekte. Üblicherweise wird mit Hilfe der logarithmisch-linearen Verfahren versucht, ein möglichst gut angepaßtes, aber 'sparsames', nicht saturiertes, Modell zu ermitteln, also ein Modell, in dem möglichst wenige Effekte vorhanden sind, das aber die empirischen Daten hinreichend gut wiedergibt. Der Anpassungsgrad eines Modells wird durch die χ^2- oder G^2-Statistik berechnet.

Im diesem Fall sind die beiden gewünschten Umformungsschritte der Ausgangstabelle vollzogen, wenn man die Wechselwirkungseffekte $u_{12(ij)}$ errechnet hat. Mit den $u_{12(ij)}$-Effekten in Gleichung (2) betrachtet man den Teil der Information der Gesamttabelle, der nicht mehr von den Einflüssen der Einzelvariablen und der Stichprobengröße abhängt, sondern lediglich die Stärke der Abhängigkeiten zwischen je einer Ausprägung der Variablen eins und zwei ausdrückt. Gleichung (2) läßt sich umschreiben als:

(3) $$u_{12(ij)} = \frac{1}{k\cdot l} \log \frac{(m_{ij})^{kl} \cdot \prod_{i,j}^{kl} m_{ij}}{\left(\prod_{i=1}^{k} m_{ij}\right)^{k} \left(\prod_{j=1}^{l} m_{ij}\right)^{l}}$$

Im Fall i,j = 1,2 läßt sich z.B. $u_{12(11)}$ schreiben als

(4) $$u_{12(11)} = \frac{1}{4} \log \frac{m_{11}m_{22}}{m_{21}m_{12}} = \alpha$$

Der zu logarithmierende Term ist dort der Kreuzproduktquotient α der Kontingenztafel

$$\begin{pmatrix} m_{11} m_{12} \\ m_{21} m_{22} \end{pmatrix}$$

Für α gilt nun:

- o α bleibt invariant bei Multiplikation von einzelnen Zeilen oder Spalten mit Konstanten. (Das entspricht unserer ersten Forderung, falls die Konstanten die reziproken Randsummen sind).
- o Wenn die Variablen 1 und 2 voneinander unabhängig sind, dann und nur dann ist $\alpha = 0$. (Dies entspricht unserer zweiten Forderung an die Umformung).

Die Resultate für (4) lassen sich auch auf (3) übertragen. Aus (3) folgt ferner, daß die Randsummen der umgeformten Tabelle gleich eins sind. Die Varianzen der Effekte in (3) lassen sich schätzen durch

(5) $$S_u^2 = \sum_{i,j} \frac{a_{ij}^2}{m_{ij}}$$

wobei die a_{ij} Konstante sind, die von dem zu schätzenden m_{ij} abhängen (1). Falls ein Effekt $u_{12(ij)}$ ungleich Null ist, so ist sein standardisierter Wert $\frac{u}{S_u}$

asymptotisch normalverteilt mit Erwartungswert Null und Varianz eins. Um also die Größe der Abweichung eines Zellinhalts von dem bei Unabhängigkeit zu erwartenden Zellinhalt beurteilen zu können, kann man die standardisierten Effekte mit der Standardnormalverteilung vergleichen.

Wir haben im folgenden nur diejenigen Zellinhalte betrachtet, für die sich auf diese Weise eine Signifikanz mindestens zum Niveau 0,05 ergab.

4.5.1.2 Ergebnisse der Anwendung logarithmisch-linearer Modelle

Zunächst wurden die zweidimensionalen Kreuztabellen Medikamente x Diagnosen getrennt für Ausländerinnen und Deutsche sowie für alle Frauen ausgewertet, um zu von der Nationalität unabhängigen Schätzungen zu kommen. Danach schätzten wir das saturierte dreidimensionale Modell mit Medikamenten x Diagnosen x Nation, um Aussagen über die Signifikanz der Unterschiede zwischen deutschen und ausländischen Frauen machen zu können.

In Tabelle 19 sind alle diejenigen positiven Zusammenhänge zwischen Diagnosen und Medikamenten angegeben, die sowohl bei deutschen als auch bei ausländischen Frauen signifikante Werte ergaben (α = 0,05).

Tab. 19: Bei deutschen und ausländischen Frauen signifikante Zusammenhänge zwischen Diagnosen und Medikamenten (Ergebnisse der Anwendung logarithmisch-linearer Modelle)

Zusammenhänge	Deutsche Frauen	Ausländische Frauen
Anämie x Antianämika	6,444	7,151
Anämie x Durchblutungsmittel	3,367	2,666
Hyperemesis x Antiemetika	9,079	8,198
Kolpitis x Mineralstoffe	3,193	5,498
Infektionen x Gynäkologika	2,386	2,280
Vegetative Dystonie x Antihypotonika	5,946	5,863
Sekundäre Amenorrhö x Sexualhormone	6,091	2,770
Drohender Abort x Psychopharmaka	3,921	2,110
Drohender Abort x Sexualhormone	6,091	3,297
'Schwangerschaftsbeschwerden' x Mineralstoffe	4,547	4,534
Zystitis x Urologika	4,030	3,732
'Dysmenorrhö' x Sexualhormone	2,464	4,313
Rückenbeschwerden x Analgetika	2,317	3,719
Venöse Durchblutungsstörungen x Venenmittel	2,241	5,558

Die Höhe der Koeffizienten bei verschiedenen Paaren von Diagnosen und Medikamenten kann nicht direkt verglichen werden, vor allem nicht in dem Sinne, daß ein Zusammenhang von 9,0 'dreimal so stark' sei wie einer von 3,0. Zur groben Orientierung lassen sich die Koeffizienten jedoch durchaus verwenden. Dies zeigt sich bereits bei den beiden Gruppen mit den höchsten Ausprägungen der Koeffizienten: Ein sehr enger Zusammenhang zwischen Hyperemesis und Antiemetika sowie zwischen Anämie und Antianämika war selbstverständlich zu erwarten. Die Differenzen zwischen deutschen und ausländischen Frauen sind zu gering, um daraus Schlüsse abzuleiten.

Auch die Kombination von vegetativer Dystonie und Antihypotonika ist unmittelbar plausibel. Der enge Zusammenhang zwischen der Diagnose Kol-

Kolpitis und der Verordnung von Mineralstoffen bestätigt unsere Vermutung, daß es sich bei dieser Diagnose häufig um eine 'Ersatzdiagnose' handelte, die verwendet wurde, um eine therapeutische Maßnahme zu begründen - hier die Verordnung von Aufbaustoffen.

Demgegenüber ist der enge Zusammenhang zwischen sekundärer Amenorrhö und 'Dysmenorrhö' (wobei der Begriff vermutlich falsch verwendet wurde) mit Sexualhormonen sehr einsichtig, wenn man sich vergegenwärtigt, daß diese Diagnosen mit Sicherheit vor Feststellung der Schwangerschaft gestellt wurden - sonst ergäben sie keinen Sinn - und ganz offensichtlich die Vergabe von Medikamenten wie Duogynon rechtfertigen sollten. Demgegenüber handelt es sich bei den Sexualhormonen, die bei drohendem Abort gegeben wurden, um Medikamente wie Partusisten, die die Nidation sichern und Abstoßungsreaktionen verhindern sollten.

Alle weiteren hochsignifikanten Zusammenhänge bedürfen keiner weiteren Interpretation, da wir sie für evident halten.

In Tabelle 20 sind zum Vergleich alle diejenigen Zusammenhänge aufgeführt, die nur bei deutschen oder ausländischen Frauen hochsignifikante Werte ergaben.

Der Zusammenhang zwischen Anämie und Venenmitteln bei deutschen Frauen ist vermutlich ein Artefakt, das sich aus der Tatsache ergibt, daß sowohl Anämie als auch Venenbeschwerden typisch für die Spätschwangerschaft sind. Dies gilt auch für die Restgruppe 'andere Diagnosen', die sowohl die Früh- als auch die Spätschwangerschaft betreffen können. Zusammen mit Diuretika beziehen sie sich vermutlich auf die Spät-, zusammen mit Sexualhormonen auf die Frühschwangerschaft.

Schwieriger ist es bei Diagnosen und Medikamenten, bei denen man eigentlich einen engen Zusammenhang erwarten würde, der dann nur in einer der beiden Gruppen auftaucht. Hierzu zählen Adnexitis x Antibiotika, wobei der fehlende Zusammenhang bei ausländischen Frauen verwundert. Ein eigentlich erwarteter Zusammenhang fehlt bei deutschen Frauen bei den Paaren Pyelitis x Urologika, Endometritis x Gynäkologika (wobei auch die Endometritis eine Diagnose sein dürfte, die vor der Feststellung der Schwangerschaft gestellt wurde), Gastritis x Magen-/Darm-Medikamente (der 'nur' auf dem 10%-Niveau signifikante Zusammenhang bei deutschen Frauen ist wohl mit der deutlich geringeren Häufigkeit der Diagnose Gastritis bei deutschen Frauen zu erklären), drohende Frühgeburt x Psychopharmaka (hier wurde ausländischen Frauen vor allem Valium verschrieben, während deutsche Frauen eher durchblutungsfördernde Medikamente erhielten) sowie Urogenitalinfekte x Antibiotika. Bei deutschen Frauen gibt es bei der zuletzt genannten Diagnose einen stärkeren Zusammenhang mit Diuretika. Dies könnte für unterschiedliche Arten von Infekten bei deutschen und ausländischen Frauen sprechen.

Bei allen Einschränkungen, die wegen der fehlenden Eindeutigkeit der Zuordnung gemacht werden müssen, glauben wir doch, mit der Anwendung logarithmisch-linearer Methoden größere Transparenz in die komplexen Zusammenhänge von Abrechnungsdiagnosen und Verschreibungen gebracht zu haben. Auf der Ebene vieler zweidimensionaler Tabellen wäre dies nicht leistbar gewesen. Gleichzeitig gehen wir davon aus, daß es wegen der überwiegend sehr plausiblen und kohärenten Beziehungen zwischen Diagnosen und Verordnungen gelungen ist, die immer wieder vorgebrachte Auffassung, Krankenscheindiagnosen seien vollständig wertlos für die Beurteilung der Morbidität und für sozialmedizinische Forschung überhaupt, ein Stück weit zu entkräften. Wären die Diagnosen tatsächlich so wertlos, so wäre auch der größte Teil der vorgenommenen Therapie unmotiviert und sinnlos - und dies wird wohl niemand ernsthaft behaupten wollen.

Tab. 20: Bei deutschen oder ausländischen Frauen signifikante Zusammenhänge zwischen Diagnosen und Medikamenten (1. bis 4.: hochsignifikanter Zusammenhang nur bei deutschen, 5. bis 16.: hochsignifikanter Zusammenhang nur bei ausländischen Frauen)

Zusammenhänge	Deutsche Frauen	Ausländische Frauen
1. Anämie x Venenmittel	2,853	0,036
2. Drohender Abort x Durchblutungsmittel	6,154	- 0,708
3. Adnexitis x Antibiotika	3,353	- 0,226
4. Adnexitis x Dermatika	2,740	- 0,284
5. Hyperemesis x Spasmolytika	- 0,897	3,554
6. Vegetative Dystonie x Antiemetika	0,961	2,858
7. Vegetative Dystonie x Analgetika	- 1,165	2,330
8. 'Schwangerschaftsbeschw.' x Antianämika	- 0,704	4,102
9. 'Schwangerschaftsbeschw.' x Antihypertonika	0,702	2,584
10. Pyelitis x Urologika	1,448	4,570
11. Endometritis x Gynäkologika	1,423	2,948
12. Gastritis x Magen-/Darm-Medikamente	1,850	4,266
13. Drohende Frühgeburt x Psychopharmaka	- 0,394	2,314
14. Urogenitalinfekte x Antibiotika	1,291	3,991
15. andere Diagnosen x Diuretika	0,902	3,422
16. andere Diagnosen x Sexualhormone	0,725	2,809

4.5.1.3 Das dreidimensionale Modell

Um nationalitätenspezifische Unterschiede bei der Diagnosenstellung und den Arzneimittelverordnungen aufzufinden, haben wir dreidimensionale Tabellen mit den Variablen Nationalität (1), Medikamente (2) und Diagnosen (3) unter Anwendung der logarithmisch-linearen Modelle ausgewertet.

Die Effekte wurden nach dem saturierten Modell u_{123} geschätzt. Dies, obwohl das Weglassen des Effekts u_{123} nach dem G^2-Test keine signifikante

Abweichung zeigte. Der Wechselwirkungseffekt u_{123} ist also zur Erklärung der Tabelle überflüssig. Das bedeutet, daß insgesamt (über die Gesamttabelle mittels G^2-Test berechnet) kein signifikanter Unterschied zwischen deutschen und ausländischen Frauen auszumachen ist, wenn es um die Medikamentenverordnung in Abhängigkeit von der gestellten Diagnose geht. Anders gesagt: Deutsche und Ausländerinnen bekommen 'im großen und ganzen' bei gleichen Diagnosen analoge Medikamente.

Es wäre auch in hohem Maße unplausibel, bei deutschen und ausländischen Frauen systematisch differentes Diagnose-/Verordnungsverhalten zu unterstellen. Determinanten der medizinischen Nosologie und institutionelle Zwänge des Abrechnungswesens bedingen ein global ähnliches Verhalten.

Gleichwohl können sich aufgrund unterschiedlicher Erfahrungen mit ausländischen und deutschen Patientinnen bezogen auf einzelne Diagnosengruppen und Verordnungsroutinen beträchtliche Differenzen ergeben. Diese werden sichtbar, wenn man die globale Betrachtungsweise verläßt und den Beitrag der Komponenten der Einzeleffekte $u_{123(ijk)}$ betrachtet. Die Signifikanz der einzelnen Komponenten kann - wie oben beschrieben - unabhängig vom G^2-Test überprüft werden. Wir haben die durch ihre Standardabweichung dividierten Effekte für die Zellen aufgelistet, in denen die gemessenen Werte genügend groß sind. Die aufgeführten Werte sind demnach die Testwerte zur Ermittlung der Signifikanz und nicht in ihren Größen direkt vergleichbar. Sie sind zudem - wegen der Entbehrlichkeit des Effekts u_{123} in der Gesamttabelle - mit Vorsicht zu interpretieren: Beim Testen der Komponenten des Effektes u_{123} haben wir es mit 20x28 Stichproben aus ebensovielen Populationen zu tun. Die Signifikanz einzelner Komponenten darf dann nicht ein Entscheidungskriterium für die H_0-Hypothese sein, die besagt, daß der u_{123}-Effekt vorhanden ist, da sich der Fehler erster Art bei der Vielzahl von Testverfahren drastisch erhöhen muß. Signifikanz beim Testen von einzelnen Komponenten eines Effektes darf daher nicht zur Annahme der H_0-Hypothese führen, die die Signifikanz des Gesamteffekts betrifft. Insofern gehen wir hier konform mit klassischen testtheoretischen Auffassungen (2). Wegen der inhaltlichen Bedeutung der Einzelkomponenten wollen wir trotzdem eine Testung vornehmen und unter den obigen Vorbehalten interpretieren.

Durch das dreidimensionale Modell werden Tests für die Unterschiede der Wechselwirkungen Medikamente/Diagnosen zwischen deutschen Frauen und Ausländerinnen erst möglich. Wir haben dennoch im letzten Abschnitt die signifikanten Wechselwirkungen für deutsche und ausländische Frauen aufgeführt, da hier gute Einblicke in die Situation bei Teilpopulationen ermöglicht werden. Die dargestellten Werte können aber nicht zum testtheoretisch abgesicherten Vergleich zwischen den Teilgruppen verwendet werden, da sie aus verschiedenen Modellen stammen.

Signifikante Differenzen in der Diagnostik und der Arzneimitteltherapie sollen kurz zusammengefaßt und interpretiert werden:

- o Bei Ausländerinnen wurden (signifikant zum Niveau 5%) häufiger Antiemetika, Schmerzmittel, Spasmolytika, Sulfonamide, Harnwegsdesinfizienzien und Hustenmittel verordnet; bei deutschen Frauen signifikant häufiger Antibiotika, Antimykotika, Mineralstoffe und Laxanzien.

  Wenn man so will, kann man hieraus auf ein differenzierteres Umgehen mit - wieweit auch immer befundmäßig gesicherten - Infektionskrankheiten bei deutschen Frauen und ein deutlicheres Bewerten von subjektiven Beschwerdeangaben bei ausländischen Frauen hinsichtlich der Arzneimittelverordnungen schließen. Diese Interpretation steht im Einklang mit Ergebnissen, die aufgrund der bivariaten Analyse an verschiedenen Stellen der Arbeit referiert wurden.

- o Ein Vergleich der Medikamentenverordnungen bei einer bestimmten Diagnose ergibt in folgenden Fällen signifikante Unterschiede zwischen ausländischen und deutschen Frauen, wobei ein positiver Koeffizient bedeutet, daß der Zusammenhang zwischen der Diagnose und dem Medikament bei ausländischen Frauen enger ist (Tab. 21).*

Tab. 21: Signifikante Zusammenhänge zwischen Diagnosen und verordneten Medikamenten und Differenzen hinsichtlich der Stärke des Zusammenhangs bei deutschen und ausländischen Frauen

Diagnosen	Medikamente	Koeffizient
Anämie	Eisen	+ 2,368
Schwangerschaftsbeschwerden	Eisen	+ 2,823
Endometritis	Eisen	+ 1,982
drohender Abort	Gefäßdilatanzien	- 2,038
drohende Frühgeburt	Vagina-/Uterusmittel	- 2,043
Kolpitis	Kalk	+ 2,407
vegetative Dystonie	Kalk	+ 2,382
vegetative Dystonie	Schmerzmittel	+ 2,329

* Zellbesetzungen von weniger als 15 Fällen in der Gesamtheit oder weniger als 5 Fällen bei Deutschen und Ausländerinnen wurden nicht berücksichtigt.

4.5.2 Anwendung der multidimensionalen Skalierung

4.5.2.1 Zur Methode der multidimensionalen Skalierung

Multidimensionale Skalierung (MDS) ist die räumliche Darstellung von metrischen oder ordinalen Daten. Die Daten werden dabei als Distanzen zwischen Punkten dargestellt, während die Punkte Abbildungen der Objekte sind, über die die Daten erhoben wurden. In unserem Fall bedeutet das, die Medikamente und Diagnosen als Punkte in einem Raum möglichst niedriger Dimensionalität abzubilden, so daß die Distanzen der räumlichen Konfiguration den Daten entsprechen; d.h. die Punkte sollen dicht beieinander liegen, wenn die ihnen entsprechenden Medikamente aufgrund der gewonnenen Daten (Vergabe bei bestimmen Diagnosen) ähnlich sind und umgekehrt.

Die Güte einer solchen Abbildung wird herkömmlich mittels eines 'Stressmaßes' beurteilt, das im wesentlichen nur die ordinalen Informationen der Daten und Distanzen heranzieht. Das Stressmaß wird klein, falls die Rangfolge der Distanzen der Rangfolge der gemessenen Unähnlichkeiten gut entspricht (d.h. der Isotonie nahe kommt). Ein Stress von unter 10 % wird gemeinhin akzeptiert, ist er unter 5 %, so gilt er als 'gut'. Stresswerte um 15 % sind zwar relativ schlecht, werden aber toleriert, falls inhaltliche Gesichtspunkte dafür sprechen. Der Stress ist u.a. abhängig von der Punktezahl (Anzahl der Objekte) und der Dimensionalität des Raums. Da das Verfahren vor allem der Veranschaulichung dienen soll, stellen wir im folgenden nur Räume mit zwei Dimensionen vor, was sich auch aufgrund der gefundenen Stresswerte rechtfertigen läßt.

Bei 28 Medikamentengruppen können 28 x 27/2 = 378 Werte für Unähnlichkeiten zwischen je zwei Medikamenten ermittelt werden. Bei Kontingenztafeln sind verschiedene Maße für diese Unähnlichkeiten denkbar. Wir haben Korrelationskoeffizienten berechnet, d.h. zwei Medikamente sind sich um so ähnlicher, je größer ihr Korrelationskoeffizient - ermittelt über die Diagnosen - ist.

Die Abbildung in räumliche Konfigurationen geschah unter Anwendung des MDS-Programms MINISSA (3). Das Programm arbeitet iterativ unter Minimierung des Stressmaßes, d.h. eine beliebige Ausgangskonfiguration im n-dimensionalen Raum ($\mathbb{R}^n$) wird schrittweise so lange verändert, bis das Stressmaß einen minimalen Wert erreicht. Mathematische Grundlagen sind die isotone Regression und das Gradientenverfahren (4).

Zu den Medikamenten wurden die Koordinaten der entsprechenden Diagnosen in der Konfiguration berechnet. Durch Einzeichnen der Position der Diagnosen wurde es möglich, die Abstände zwischen den Medikamenten und ihre Zuordnung zu Diagnosen sinnvoller zu interpretieren.

4.5.2.2 Ergebnisse der Anwendung der multidimensionalen Skalierung

Eine zunächst durchgeführte multidimensionale Skalierung aller Medikamente nach ihren Ähnlichkeiten in bezug auf alle Diagnosen ergab wegen der hohen Stresswerte und der komplexen Konfigurationen kein interpretierbares Bild. Wir untersuchten daraufhin das Spektrum der Verordnungen bei Gruppen von Diagnosen.

In einer ersten Gruppe faßten wir psychosomatisch deutbare Symptome und Beschwerden zusammen: vegetative Dystonie, Hyperemesis und Schwangerschaftsbeschwerden. Mit einem akzeptablen Stress von 9 % erhielten wir eine kurvilineare Verteilung der Medikamente im zweidimensionalen Raum, aus der hervorgeht, daß sich der Zusammenhang zwischen diesen drei Diagnosen und den Verordnungen im wesentlichen in einer Dimension darstellen läßt (Abb. 93).

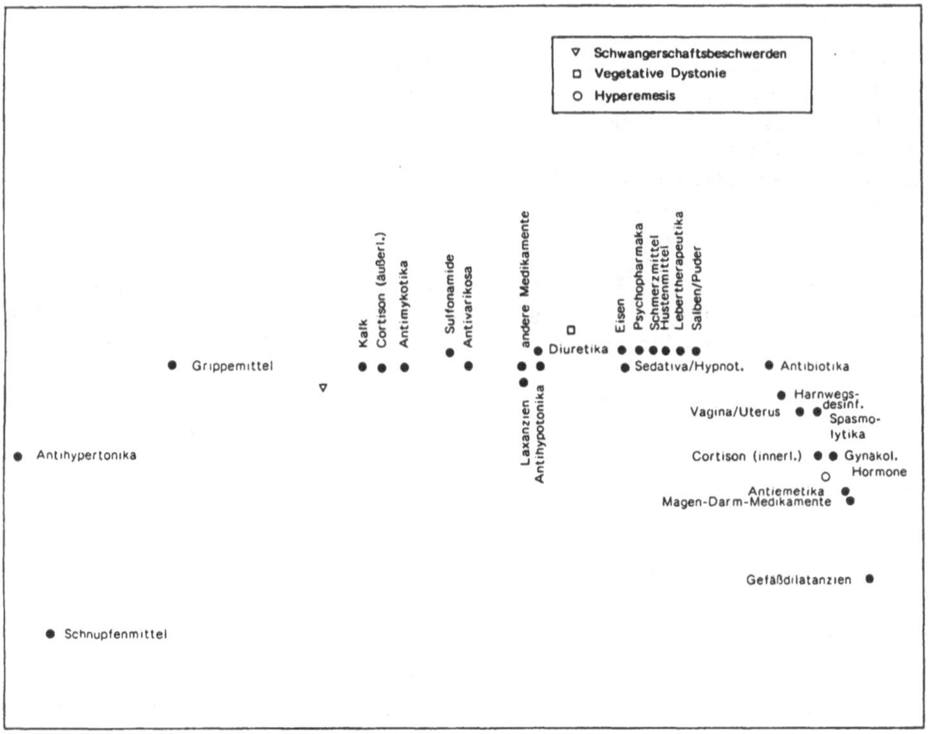

Abb. 93: Darstellung des Zusammenhangs der verordneten Medikamente mit den Diagnosen 'Schwangerschaftsbeschwerden', 'vegetative Dystonie' und 'Hyperemesis' mit Hilfe der multidimensionalen Skalierung

In engem räumlichem Zusammenhang mit der Diagnose 'Hyperemesis' finden sich außer den zu erwartenden Antiemetika vor allem Medikamente wie gynäkologische Hormone, die in der Regel in der frühen Schwangerschaft gegeben wurden, aber auch solche Medikamente, die nicht in direktem Zusammenhang mit Störungen der Schwangerschaft stehen dürften (Magen-/Darm-Mittel, innerliche Corticoide). Die organmedizinisch wenig begründete Diagnose 'vegetative Dystonie' wurde überwiegend in der späten Schwangerschaft gestellt. Neben den sehr plausiblen Antihypotonika wurden auch Diuretika - also Medikamente, die in der späten Schwangerschaft eher indiziert sind -, Antivaricosa und unspezifische weitere Medikamente räumlich dieser Diagnose zugeordnet. Die Annahme eines weniger spezifischen Umgangs mit der Diagnose vegetative Dystonie wird auch dadurch bestätigt, daß sie häufig begleitend oder im Wechsel mit anderen Diagnosen gestellt wurde. Dies läßt sich in der mehrdimensionalen Darstellung aus der räumlichen Nähe von Verordnungen, die deutlich auf andere Krankheitsbilder bezogen sind, schließen (z.B. Sulfonamide, Antimykotika, Antivarikosa).

Die Diagnose 'Schwangerschaftsbeschwerden' scheint in den meisten Fällen für Beschwerden gestanden zu haben, die keiner medikamentösen Therapie bedurften. Lediglich Kalk wurde räumlich nah lokalisiert, was unsere Vermutung stützt. Die Abbildung zeigt unseres Erachtens, daß die beiden Diagnosen 'vegetative Dystonie' und 'Hyperemesis' wesentlich enger mit der Vergabe bestimmter Medikamente assoziiert sind als die sehr unklare Angabe 'Schwangerschaftsbeschwerden'.

Eine zweite Gruppe von Diagnosen, nach der die Indikationsgruppen skaliert wurden, umfaßte 'Kolpitis' (Scheidenentzündung), 'Zystitis' (Blasenentzündung) und 'Adnexitis' ('Entzündung' der Eileiter und Eierstöcke) (Abb. 94). Wir haben in früheren Abschnitten dieser Arbeit aufgrund klinischer Erfahrungen die Kolpitis als 'Ersatzdiagnose' bezeichnet, da sie in der Schwangerschaft häufig keinen eigentlichen Krankheitswert hat. Spezifisch für diese Diagnose sind die räumlich sehr eng benachbarten Medikamente für Vagina und Uterus und Antimykotika. Die häufigsten Ursachen der Kolpitis sind Soor- oder Trichomonadeninfektionen. Im ersten Fall wären Antimykotika, im zweiten Fall z.B. Clont (das bei uns in der Gruppe Vagina-/Uterus-Medikamente enthalten ist) zu verordnen. Dieses übliche therapeutische Verhalten wird durch die Skalierung von Diagnosen und Medikamenten im zweidimensionalen Raum gut reproduziert.

Die Zystitis läßt sich nur schwer im Raum lokalisieren; sie steht in engem Zusammenhang nur mit Harnwegsdesinfizienzien und Spasmolytika. Nahezu ohne Bezug zu Arzneimittelverordnungen ist die Adnexitis - eine Diagnose, die, wie erwähnt, mit einer Schwangerschaft eigentlich unvereinbar ist. Sie steht in deutlichem Zusammenhang nur mit Antibiotika. Diese Medikmentengruppe fällt ihrerseits völlig aus dem allgemeinen Bild heraus. Antibiotika scheinen zu den drei untersuchten Diagnosen insgesamt keine engen Bezüge zu haben; die Lokalisation der Adnexitis in der Nähe der Antibiotika und der fehlende Zusammenhang von Kolpitis und Zystitis mit Antibiotika scheinen uns sinnvolles therapeutisches Handeln in angemessener Weise widerzuspiegeln.

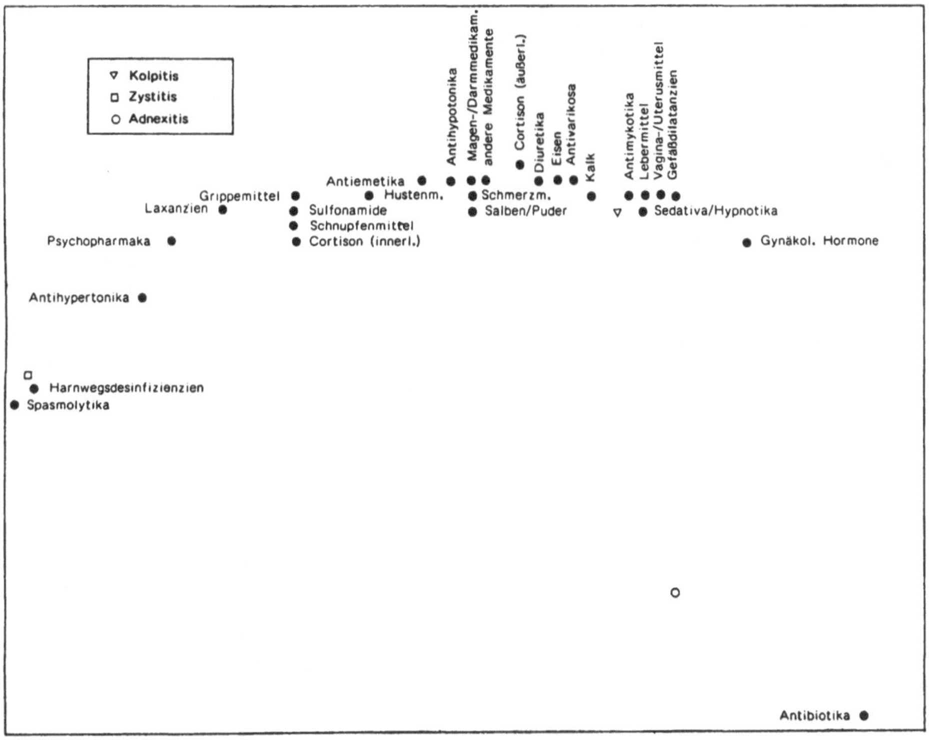

Abb. 94: Darstellung des Zusammenhangs der verordneten Medikamente mit den Diagnosen 'Kolpitis', 'Zystitis' und 'Adnexitis' mit Hilfe der multidimensionalen Skalierung

Eine weitere Gruppe von Diagnosen umfaßt die Infektionskrankheiten 'Pyelitis' (Nierenbeckenentzündung), 'Urogenitalinfekte', 'allgemeine Infektionen' und wiederum Zystitis. Es ergab sich ein sehr großes Cluster von Medikamenten, zu dem drei Viertel aller Medikamente gehörten (Abb. 95). In diesem Cluster befinden sich die nicht näher bezeichneten Infektionen, während die Zystitis wiederum isoliert, nur mit Bezug auf Harnwegsdesinfizienzien lokalisiert wurde. In einem eigenen, vollständig getrennten, kleinen Cluster befinden sich die Diagnosen Pyelitis und Urogenitalinfekte mit Antibiotika und Diuretika. Es scheint sich hier um einen sehr spezifischen und eindeutigen Zusammenhang der Diagnostik und der Verordnung zu handeln - ganz anders als bei 'Infektionen'. Dies ist damit zu begründen, daß in der Gruppe der Infektionen sehr unterschiedliche

Krankheiten und Befunde zusammengefaßt sind: unspezifische Nierenerkankungen ebenso wie Grippe oder andere Virusinfekte oder Hautinfekte.

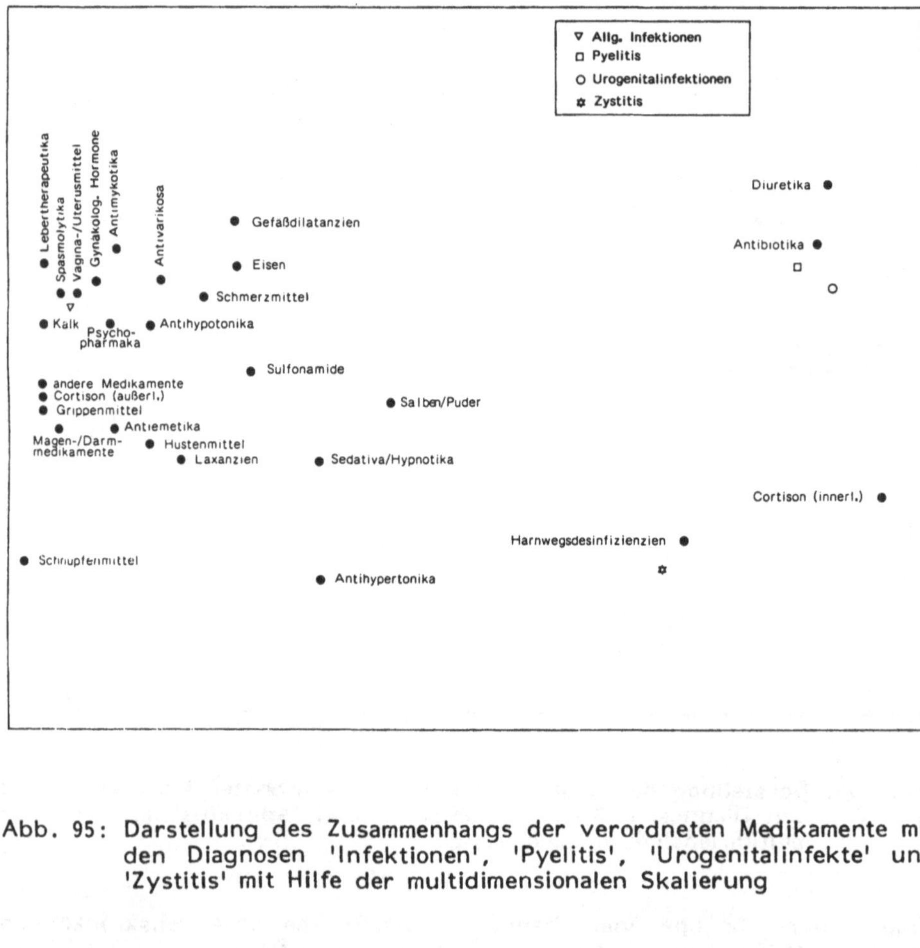

Abb. 95: Darstellung des Zusammenhangs der verordneten Medikamente mit den Diagnosen 'Infektionen', 'Pyelitis', 'Urogenitalinfekte' und 'Zystitis' mit Hilfe der multidimensionalen Skalierung

Die vierte multidimensionale Skalierung erfolgte mit den Diagnosen 'drohender Abort', 'drohende Frühgeburt' und 'Verdacht auf Extrauterinschwangerschaft'. Drohender Abort und drohende Frühgeburt wurden in geringem Abstand voneinander lokalisiert. Ihre Trennung kann mit der Diagnosestellung in unterschiedlichen Phasen der Schwangerschaft begründet werden. Dies wird durch die Lokalisierung weiterer an die jeweilige Schwangerschaftsphase gebundener Medikamente unterstrichen (Abb. 96).

Für beide Diagnosen 'drohender Abort' und 'drohende Frühgeburt' können Psychopharmaka und Gefäßdilatanzien als sinnvolle therapeutische Möglichkeiten angesehen werden. Sie sind in der Darstellung beiden Diagnosen in gleicher Weise eng zugeordnet. Gleichzeitig zeigt die Tatsache, daß beide Diagnosen im Hauptcluster angesiedelt wurden, daß sie häufig mit Krankheiten oder Beschwerden zusammen diagnostiziert wurden, die ebenfalls medikamentös behandelt wurden.

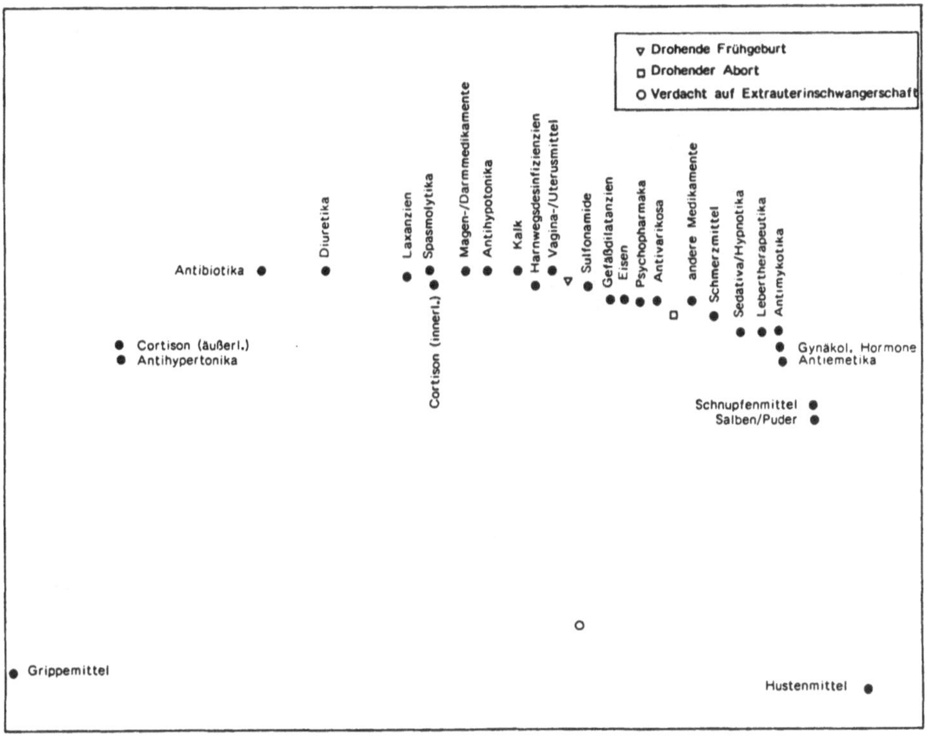

Abb. 96: Darstellung des Zusammenhangs der verordneten Medikamente mit den Diagnosen 'drohende Frühgeburt', 'drohender Abort' und 'Verdacht auf Extrauterinschwangerschaft' mit Hilfe der multidimensionalen Skalierung

Die Diagnose 'Verdacht auf Extrauterinschwangerschaft' kann mit keinem Medikament in einen sinnvollen Zusammenhang gebracht werden. Dies ist plausibel, da außer einer Beobachtung und einer klinischen Einweisung bei diesem Verdacht keine therapeutischen Möglichkeiten, insbesondere keine medikamentösen, zur Verfügung stehen. Beim Verdacht auf Extrauterinschwangerschaft ist ein immunologischer Schwangerschaftsnachweis, der gewöhnlich von der Frau selbst bezahlt werden muß, als Leistung der Gesetzlichen Krankenversicherung abrechenbar. Inwieweit dies die Art der

Diagnosenstellung beeinflußt hat, können wir natürlich nicht beurteilen. Die Häufigkeit, mit der diese Diagnose gestellt wurde (bei 20% aller Frauen, die sich vor dem Ende des vierten Schwangerschaftsmonats befanden) legt eine solche Vermutung allerdings nahe.

Anmerkungen und Literaturhinweise

Anmerkungen zu Abschnitt 2

(1) BURMEISTER, I. et al.: Regionalanalyse von Totgeburtlichkeit und Säuglingssterblichkeit in Berlin (West) 1970 bis 1980. Schriftenreihe des Bundesministers für Jugend, Familie und Gesundheit, Band 138, Stuttgart (Kohlhammer) 1984.

(2) Vorsorgeleistungen in der Schwangerschaft werden nicht auf dem üblichen Krankenschein abgerechnet, sondern auf dem "Mutterschaftsvorsorgeschein". Dieser Schein wird von den Krankenkassen auf Antrag der Frau ausgestellt und soll vor der ersten Inanspruchnahme der Vorsorge dem Arzt übergeben werden. Er gilt für den gesamten Zeitraum der Schwangerschaft. Wünscht die Frau "aus triftigem Grund" den Arzt zu wechseln, so stellt die Krankenkasse einen zweiten Schein aus und vermerkt dies am oberen Rand des Formulars (vgl. hierzu: NIENHAUS, F. und HESS, R.: Bundesmantelvertrag Ärzte (BMV). Köln (Deutscher Ärzteverlag), 1979, S. 51.
Der Mutterschaftsvorsorgeschein besteht aus einem vierteiligen Vordruck auf selbstdurchschreibendem Papier. Jedes Blatt des Vordrucks enthält vier Spalten für die Quartale eines Kalenderjahrs. Zu Beginn jedes Kalendervierteljahrs wird ein neuer Teilschein verwendet und der vorige abgerechnet. Auf dem neuen Schein sind die abgerechneten Leistungen der vorigen Quartale noch lesbar, ebenso wie die Personalien der Frau. Bei Wohnungswechsel konnten wir daher die ursprünglichen Angaben noch erkennen, was eine entscheidende Voraussetzung für die Zusammenführung der Teilscheine war.

(3) WORLD HEALTH ORGANIZATION: International Classification of Diseases. Genf, 1975.

(4) BUNDESVERBAND DER PHARMAZEUTISCHEN INDUSTRIE e.V. (Hg.): Rote Liste 1976. Aulendorf (Cantor) 1976.
Gewisse Vorteile hätte die Anwendung eines Schlüssels gebracht, der von der AOK Kiel erstellt und im Auftrag des Landesverbands der Allgemeinen Ortskrankenkassen Niedersachsen ausgedruckt und überlassen wurde. Allerdings enthielt die erste Fassung dieses Schlüssels eine größere Zahl von noch nicht zugeordneten Substanzen, so daß die Arbeit mit der - für unsere Zwecke geringfügig modifizierten - Roten Liste praktikabler war.

(5) Vgl. zum Begriff der Fachgebietsbeschränkung: LIEBOLD, R.: Handlexikon des Kassenarzt- und Kassenzahnarztrechts, St. Augustin (Asgard) 1977, S. 118

(6) Eingehendere Darstellungen der Daten der Gesetzlichen Krankenversicherung finden sich bei: SCHACH, E.: Daten der Gesetzlichen Krankenversicherung am Beispiel der AOK. Und: GREISER, E.: Arzneimitteldaten aus dem ambulanten Bereich der medizinischen Versorgung, Verordnungsstatistiken und IMS-Statistiken. Beide in: BRENNECKE, R. et al. (Hg.): Datenquellen für Sozialmedizin und Epidemiologie. Reihe: Medizinische Information und Statistik Bd. 29, S. 201-214 und 215-232. Berlin (Springer) 1981.

(7) DIXON, W.J. and M.B. BROWN (Eds.): Biomedical Programs. BMDP 79 Manual. Berkeley (University of California Press) 1976.

(8) NIE, N.H. et al.: SPSS. Statistical Package for the Social Sciences. New York (McGraw-Hill) 1975.

(9) ROBINSON, B.N. et al.: SIR. Scientific Information Retrieval. Users Manual, Version 2, Evanston, 1980.
RÖMER, W. und H. WILKE: SIR - Ein Programmpaket zur Verwaltung komplexer Datenstrukturen. Zentr. Archiv Informationen 8: 16-19 (1981)
- dies.: Management von Wahldaten. Anwendungsbeispiel für SIR/ DBMS. Heidelberg (Dr. P. Beutel, Postfach 101340, 6900 Heidelberg) 1982.
WILKE, H.: The management of time-ordered data with SIR/ DBMS. Paper presented at the planning session on over-time analysis. European Consortium for Political Research (ECPR). Aarhus/Dänemark, 29. 3. - 3. 4. 1982.

(10) BUHLER, S. and R. BUHLER: P-STAT 78 (Princeton Statistical Package). User's Manual. Princeton, 1980.
RÖMER, R.: P-STAT, Kommandosammlung. Berlin (Eigenverlag) 1981.

(11) Vgl. SCHACH, E. und S. SCHACH: Pseudoauswahlverfahren bei Personengesamtheiten II: Geburtstagsstichproben. Allgem. Stat. Archiv 2: 108-122 (1979).

(12) Eine weitergehende Beschreibung der gewählten Vorgehensweise findet sich in: WILKE, H.: Erfahrungen mit der Verwaltung und Analyse von Krankenscheindaten mit SIR/DBMS, in: BERGER, J. und K.H. HÖHNE (Hg.): Methoden der Statistik und Informatik in Epidemiologie und Diagnostik, S. 232-238, Berlin (Springer) 1983.

Anmerkungen zu Abschnitt 3.1

(1) LEWINSON, R.: In: GROTJAHN, A.: Soziale Pathologie. Berlin (Hirschwald) 1915, S. 206

(2) MIKULICZ-RADECKI, F. von: Erfahrungen an Geburten von Hausschwangeren. Zbl. Gynaekol. 63 (24): 1330-1337 (1939)

(3) BALLANTYNE, J.W.: A plea for a pro-maternity hospital. Br. Med. J. 6: 813-814 (1901)

(4) BALLANTYNE, J.W.: Ante-natal, intra-natal, and neo-natal death. Br. Med. J. (3222): 583-588 (1922)

(5) VOLLNHALS, A.: Ein Jahr Schwangerenfürsorge der Ambulatorien des Berliner Kassenverbandes. Kassenarzt 3: 1-2 (1926)
WOLFF, Ch.: Die Fürsorge für die Familie im Rahmen der Schwangerenberatung der Ambulatorien des Verbandes der Berliner Krankenkassen. Med. Diss. Berlin 1928
HIRSCH, M.: Mutterschaftsfürsorge. Monographien zur Frauenkunde und Konstitutionsforschung. Leipzig (Kabitsch) 1931

(6) BERG,D.: Schwangerenberatung und Perinatologie. Moderne Betreuung des Feten und Neugeborenen. 2. Auflage, Stuttgart (Thieme) 1976

(7) KNÖRR, K.: Schwangerenvorsorge. Prävention für Mutter und Kind. Unter Mitarbeit von H. KNÖRR-GÄRTNER. München (Urban & Schwarzenberg) 1983

(8) BERG, D.: Schwangerschaftsberatung ... a.a.O.

(9) TIETZE, K.W., unter Mitarb. v. E. BARTHOLOMEYCZIK, S. BARTHOLOMEYCZIK, R. JAEDICKE, U. JAENSCH, H. TRULL: Epidemiologische und sozialmedizinische Aspekte der Schwangerschaft. Bundesminister für Arbeit und Sozialordnung. Gesundheitsforschung Nr. 70, Bonn 1982

(10) STÜRZBECHER, M.: Die medizinische Versorgung und die Entstehung der Gesundheitsfürsorge zu Beginn des 20. Jahrhunderts in Deutschland. In: MANN, G. und R. WINAU (Hg.): Medizin, Naturwissenschaft und Technik und das Zweite Kaiserreich. Göttingen (Vandenhoeck u. Ruprecht) 1977, S. 246.

(11) HIRSCH, M.: Die Arbeitsteilung der Geburtshilfe in häuslich-normale und klinisch-operative. I. Die Überlegenheit der abdominalen Schnitt-

entbindung. Zbl. Gynaekol. 52 (22): 1377-1384 (1928). II. Die Sichtung des Materials. Zbl. Gynaekol. 52 (23): 1434-1447 (1928)

(12) GESSNER, W.: Zur Behandlung der Schwangerschaftsniere und Eklampsie. Zbl. Gynaekol. 42 (52): 933-940 (1918)

(13) BAADER, O.: Die Häufigkeit und Sterblichkeit der Eklampsie in der geburtshilflichen Statistik Badens. Zbl. Gynaekol. 63 (20): 1111-1119 (1939)

(14) LE LORIER, V.: Presse méd. 1923, zit. n. Zbl. Gynaekol. 47 (30): 1231 (1923)

(15) ZWEIFEL, P.: Über die mittlere Linie der Eklampsietherapie nach Engelmann. Zbl. Gynaekol. 47 (39): 1521-1532 (1923)

(16) ZWEIFEL, P.: a.a.O. S. 1522

(17) SEITZ, L.: Die Schwangerschaftstoxikosen (Gestosen) und Schwangerschaftsdyskrasien im Lichte der modernen Forschung. Mschr. Geburtshilfe Gynaekol. 75 (6): 469-498 (1926)

(18) ASCHNER, B.: Über die Behandlung von Schwangerschaftsbeschwerden. Zbl. Gynaekol. 47 (27): 1088 (1923)

(19) BAUMGART, G.: Die Verhütung der Eklampsie. Zbl. Gynaekol. 53 (11): 647-661 (1929)

(20) SELLHEIM, H. und F. ROTT: System einer Geburts- und Neugeborenenfürsorge. Arch Soz Hyg 5: 475 (1930)

(21) DÜHRSSEN, A.: Über geburtshilfliche Ambulatorien. Berlin. Klin. Wschr. (6): 125-129 (1919)

(22) DÜHRSSEN, A.: Die neue Geburtshilfe und ihr Verhältnis zum Staat und zur Bevölkerungspolitik. Med. Klin. (27): 852 und (28): 887 (1922)

(23) HIRSCH, M.: Die Arbeitsteilung ... a.a.O. S. 1377.

(24) HIRSCH, M.: Die Arbeitsteilung ... a.a.O. S. 1434.

(25) WINTER, G.: Über die geburtshilfliche Leistungsfähigkeit praktischer Ärzte. Zbl. Gynaekol. 58 (16): 914-916 (1934)

(26) FAHLBUSCH, O.: Erfolge der häuslichen Geburtshilfe. Z. Geburtsh. Gynaekol. 104 (1): 45-92 (1932)

(27) HIRSCH, M.: Die Arbeitsteilung ... a.a.O. S. 1443 u. 1439.

(28) CONTI, N.: Die Bedeutung der Hausentbindungen. Dtsch. Ärztebl. 64 (52): 1271-1273 (1934)

(29) OETTINGEN, K. von: Anstaltsentbindung oder Hausentbindung? Dtsch. Ärztebl. 65 (7): 161-163 (1935)

(30) CONTI, N.: Die Bedeutung ... a.a.O. S. 1273

(31) OETTINGEN, K. von: Anstaltsentbindung ... a.a.O. S. 163

(32) CONTI, N.: Die Bedeutung ... a.a.O. S. 1273

(33) OETTINGEN, K. von: Anstaltsentbindung ... a.a.O. S. 162

(34) OETTINGEN, K. von: Anstaltsentbindung ... a.a.O. S. 163

(35) TIETZE, K.W.: Epidemiologische ... a.a.O.

(36) Infratest Gesundheitsforschung: Geburtsverlauf und frühkindliche Entwicklung. Basiserhebung. Der Bundesminister für Arbeit und Sozialordnung. Gesundheitsforschung Nr. 76, Bonn 1982

(37) TIETZE, K.W.: Der Mutterpaß - eine Dokumentation mangelnder Schwangerenvorsorge? Argument Sonderband AS 27: 172-181 (1978)

(38) KÄSER, O. et al.(Hg.): Gynäkologie und Geburtshilfe, Bd. II. Stuttgart (Thieme) 1967, S. 361

(39) dies.: Gynäkologie ... a.a.O., S. 362

(40) WERMUTH, N.: Das Zusammenwirken einiger Risikofaktoren in der Schwangerschaft. Meth. Inform. Med. 15: 251-259 (1976)

(41) KÄSER, O. et al.(Hg.): Gynäkologie ... a.a.O., S. 456

(42) LAMM, D. et al.: Soziale Aspekte der Spätgestose. Gynäkol. Geburtsh.: 601-606 (1969)

(43) WERMUTH, N.: Das Zusammenwirken ... a.a.O., S. 255

(44) NIENHAUS, F.: Bundesmantelvertrag Ärzte (BMV). Köln (DAV) 1971, S. 132-143

(45) NIENHAUS, F. und R. HESS: Bundesmantelvertrag... a.a.O., S.215

(46) NIENHAUS, F. und R. HESS: Bundesmantelvertrag... a.a.O.

Anmerkungen zu Abschnitt 3.2

(1) ALLGEMEINE ORTSKRANKENKASSE BERLIN: Geschäftsbericht 1975-1977. Berlin, 1976-1978.
Die 'Bescheinigung über den mutmaßlichen Tag der Entbindung' geht auf § 22 des Bundesmantelvertrags Ärzte zurück. Vgl. hierzu: NIENHAUS, F. und R. HESS: Bundesmantelvertrag Ärzte (BMV). Köln (DÄV) 1979, S. 80
ALLGEMEINE ORTSKRANKENKASSE BERLIN: Statistik der Geschäftsergebnisse - Leistungsfälle der Krankenhilfe, der Mutterschaftshilfe und des Sterbegeldes für die Geschäftsjahre 1975 und 1976.

(2) Mutterschaftsvorsorgeleistungen sind in § 38 des BSHG und in §§ 5 und 52 JWG begründet.
SCHELLHORN, W.: Das Bundessozialhilfegesetz. Neuwied (Luchterhand) 1981, S. 160 ff.
MÜNDER, J. et al.: Frankfurter Kommentar zum Gesetz für die Jugendwohlfahrt. Weinheim (Beltz) 1981, S. 5, 31 f., 97 f., 254 f.

(3) Geschäftsergebnisse (HG 3) - Leistungsfälle der Früherkennung von Krankheiten und der Mutterschftsvorsorge. Die Statistik der Geschäftsergebnisse wird vom Bundesverband der Ortskrankenkassen veröffentlicht. Die Berliner Zahlen wurden uns freundlicherweise von der Allgemeinen Ortskrankenkasse Berlin überlassen. Zur Statistik der Geschäftsergebnisse vgl.:
BAUER, G., A. FISCHER und J. STEFFENS: Das Haushaltsrecht der Krankenkassen. St. Augustin (Asgard) 1977 bis 1981, S. 6-98, 6-100, 6-102, 6-108/"; 6-110, 6-112.

(4) STATISTISCHES LANDESAMT BERLIN: Bevölkerungsvorgänge in Berlin (West) im Jahre 1975 und 1976. Berliner Statistik, Sonderhefte 263, 274. Berlin, 1977, 1978.
- dass.: Statistisches Jahrbuch Berlin 1975, 1976. Berlin, 1977, 1978.
DER SENATOR FÜR GESUNDHEIT UND UMWELTSCHUTZ: Jahresgesundheitsbericht 1975, 1976. Berlin, 1977, 1978

(5) KORPORAL, J. und K.W. TIETZE: Schwangerschaftsabbruchstatistik. In: BRENNECKE, R. et al. (Hg.): Datenquellen für Sozialmedizin und Epidemiologie. Berlin (Springer) 1981, S. 241-247
STÜRZBECHER, M.: Zur Statistik der Fehlgeburten und Schwangerschaftsabbrüche in Berlin (West). Berliner Statistik 32: 59-64 (1978)

(6) Zur Erfassung der Staatsangehörigkeit bei Versicherten der AOK vgl.:
SCHACH, E.: Daten der gesetzlichen Krankenversicherung am Beispiel einer AOK. In: BRENNECKE, R. et al. (Hg.): Datenquellen ... a.a.O., S. 201-214

SILOMON, H.: Dokumentation der Krankenversicherung und des Vertrauensärztlichen Dienstes. In: KOLLER, S. und W. WAGNER (Hg.): Handbuch der medizinischen Dokumentation und Datenverarbeitung. Stuttgart (Schattauer) 1975, S. 1011
JÜNKE, J.: Mutterschaftsvorsorgeuntersuchungen in Hannover. Hannover (Med. Hochschule) Dissertation, 1975

(7) STATISTISCHES LANDESAMT BERLIN: Die Ausländer in Berlin (West) 1960-1978. Berliner Statistik SH 296 (1980)
Zum Problem der Definition der Staatsangehörigkeit bei Geborenen in den amtlichen Statistik und zu den Differenzen beim Bezug auf die Staatsangehörigkeit der Mutter, des Vaters oder des Kinds vgl.:
BURMEISTER, I. et al.: Regionalanalyse von Totgeburtlichkeit und Säuglingssterblichkeit in Berlin (West). Schriftenreihe des Bundesministers für Jugend, Familie und Gesundheit, Band 138. Stuttgart (Kohlhammer) 1984

(8) Zum Begriff der Fachgebietsbeschränkung vgl.:
LIEBOLD, R.: Handlexikon des Kassenarzt- und Kassenzahnarztrechts. St. Augustin (Asgard) 1977, S. 118

(9) ALLGEMEINE ORTSKRANKENKASSE BERLIN: Geschäftsbericht 1977. Berlin 1978, S. 42

(10) Die Zusammenfassung der Bezirke erfolgte nach einem von uns entwickelten 'Index der sozialen Struktur der Bezirke von Berlin (West)', der inzwischen in unterschiedlichen Forschungsvorhaben angewandt worden ist.
Zum generellen Problem des Zusammenhangs von ökologischer und sozialer Struktur vgl.:
KORPORAL, J. und A. ZINK: Totgeburtlichkeit und Säuglingssterblichkeit - ein Beitrag zur Epidemiologie. Unveröff. Diplomarbeit, Freie Universität Berlin, 1976, S. 129-188
SCHUMANN, T.: Zum Problem der Stadtteiltypisierung. Berl.Stat. 33(4): 101-105 (1979)
STAHL, H.: Beschreibung der Sozialstruktur in Berlin (West) mit Hilfe der Faktorenanalyse. Berl. Stat. 34(3): 37-52 (1980)
KRUG, L.: Wohnbevölkerung in den Bezirken und den statistischen Gebieten von Berlin (West) am 27. Mai 1970. Berl. Stat. 26(8): 319-336 (1972)
Unter historischem Aspekt vgl.:
FREUDENBERG, K.: Fruchtbarkeit und Sterblichkeit in den Berliner Verwaltungsbezirken in Beziehung zu deren sozialer Struktur. In: GROTJAHN, A. et al. (Hg.): Ergebnisse der sozialen Hygiene und Gesundheitsfürsorge Bd. I. Leipzig (Thieme) 1929, S. 1-63

(11) SELBMANN, H.K. et al. (Hg.): Münchner Perinatal-Studie 1975-1977. Daten, Ergebnisse, Perspektiven. Köln (DÄV) 1980, S. 64-70

(12) COLLATZ, J. und J.J. ROHDE: Medizinsoziologische Mehrebenenanalyse der perinatalen Mortalität und Morbidität in Bremen und Bremerhaven. Unveröff. Projektbericht, Hannover 1980

(13) TIETZE, K.W. unter Mitarb. v. E. BARTHOLOMEYCZIK, S. BARTHOLOMEYCZIK, R. JAEDICKE, U. JAENSCH und H. TRULL: Epidemiologische und sozialmedizinische Aspekte der Schwangerschaft. Bundesminister für Arbeit und Sozialordnung. Gesundheitsforschung Nr. 70, Bonn 1982

(14) COLLATZ, J. und J.J. ROHDE: Medizinsoziologische ... a.a.O.
TIETZE, K.W.: Epidemiologische ... a.a.O.

(15) DER SENATOR FÜR GESUNDHEIT UND UMWELTSCHUTZ: Jahresgesundheitsbericht 1961-1979. Berlin 1962-1981. Im letzten Jahrzehnt befinden sich die entsprechenden Angaben (Text und Tabellen) im Blatt 8.
KORPORAL, J. und A. ZINK: Totgeburtlichkeit ... a.a.O., S. 301-306
BURMEISTER, I. et al.: Regionalanalyse ... a.a.O.

(16) SELBMANN, H.K. et al. (Hg.): Münchner ... a.a.O. S. 64-80

(17) COLLATZ, J. und J.J. ROHDE: Medizinsoziologische ... a.a.O. S. 146 ff.

(18) TIETZE, K.W.: Epidemiologische ... a.a.O.

(19) TIETZE, K.W.: Epidemiologische ... a.a.O.

(20) STÜRZBECHER, M.: Zur Statistik ... a.a.O. S. 61 ff.
STATISTISCHES BUNDESAMT: Schwangerschftsabbrüche. Fachserie 12, Reihe 3, Stuttgart 1977-1981
DEUTSCHER BUNDESTAG: Unterrichtung durch die Bundesregierung: Bericht der Kommission zur Auswertung der Erfahrungen mit dem reformierten § 218 des Strafgesetzbuches, Drucksache 8/3630

(21) TIETZE, K.W.: Epidemiologische ... a.a.O.
- ders.: Berufstätig sein und schwanger werden. Medizin, Mensch, Gesellschaft 2(1): 45-50 (1977)
RASPER, B.: Berufstätigkeit und Schwangerschaft. SozEp Berichte 4 Berlin (Reimer) 1980

(22) JÜNKE, J.: Mutterschaftsvorsorgeuntersuchungen ... a.a.O. S. 39 f.

(23) SELBMANN, H.K. et al.(Hg.): Münchner ... a.a.O. S. 72-80

(24) COLLATZ, J. et al.: Perinatalstudie Niedersachsen und Bremen. München (Urban und Schwarzenberg) 1983
COLLATZ, J. et al.: Durchführung und Auswertung eines Modellversuchs zur Verbesserung der Schwangerenvorsorge und der Nachsorge von Säuglingen durch die Aktion Familienhebamme. München (GSF-Bericht) 1981

Anmerkungen zu Abschnitt 3.3

(1) STATISTISCHES LANDESAMT BERLIN: Die natürliche Bevölkerungsbewegung in Berlin (West) im Jahre 1975 und 1976. Berlin 1976, 1977

(2) JÜNKE, J.: Mutterschaftsvorsorgeuntersuchungen in Hannover. Hannover (Med. Hochschule) Dissertation, 1975, S. 32 f.

(3) STROBEL, E.: Beteiligung der Gastarbeiterinnen an der Schwangerenvorsorge. Fortschr. Med. 93 (28): 1301-1308 (1975)

(4) STROBEL, E.: Beteiligung ... a.a.O.

(5) JÜNKE, J.: Mutterschaftsvorsorgeuntersuchungen ... a.a.O. S. 33 f.
SELBMANN, H.K. et al.(Hg.): Münchner ... a.a.O. S. 119
- dies.: Münchner ... a.a.O. S. 171

(6) THIELE, W.: Struktur der ambulanten ärztlichen Versorgung in Westberlin - symptomatisch? Soziale Sicherheit 23: 75-77 (1974)
- ders.: Standortwahlverhalten von Kassenärzten in einem Ballungsgebiet. Berlin (Technische Universität), Schriftenreihe Strukturforschung im Gesundheitswesen Bd. 4, 1982, S. 52-63
KUGLER, J.: Die Medizin in Berlin (West) 1980/81. Berlin (Kugler) 1980
STATISTISCHES LANDESAMT BERLIN: Bevölkerungsvorgänge in Berlin (West) im Jahre 1979. Berl. Stat. SH 309 (1981)

(7) SENATOR FÜR GESUNDHEIT UND UMWELTSCHUTZ: Jahresgesundheitsbericht 1975 und 1976. Berlin 1977, 1978, S. 33 ff., 83 ff.
STATISTISCHES LANDESAMT BERLIN: Bevölkerungsvorgänge ... a.a.O.

(8) STROBEL, E.: Beteiligung ... a.a.O.

(9) LIESER, H. et al.: Zur Bedeutung der Ultraschall-Kephalometrie für die Voraussage des Entbindungstermins - ein Beitrag zur Tragzeitbestimmung. Z. Geburtsh. Perinatol. 179 (2): 119-124 (1975)

(10) LIESER, H. et al.: Zur Bedeutung der Ultraschall-Kephalometrie für die Voraussage des Entbindungstermins - ein Beitrag zur Tragzeitbestimmung. Z. Geburtsh. Perinatol. 179 (2): 119-124 (1975)

(11) SELBMANN, H.K. et al.(Hg.): Münchner Perinatal-Studie... a.a.O., S. 168 ff.

(12) SENATOR FÜR GESUNDHEIT UND UMWELTSCHUTZ: Jahresgesundheitsbericht 1975, 1976. Berlin, 1977, 1978, S. 35, 85

(13) JÜNKE, J.: Mutterschaftsvorsorgeuntersuchungen... a.a.O., S. 35

(14) SCHMIDT, E. et al.: Säuglingssterblichkeit 1973. Prospektive Einzelfallanalyse in Düsseldorf. München (Urban und Schwarzenberg) 1974, S. 52-60
JÜNKE, J.: Mutterschaftsvorsorgeuntersuchungen ... a.a.O.

Anmerkungen zu Abschnitt 3.4

(1) JÜNKE, J.: Mutterschaftsvorsorgeuntersuchungen ... a.a.O., S. 42

(2) - dies.: Mutterschaftsvorsorgeuntersuchungen ... a.a.O., S. 46

(3) NIERSTENHÖFER, I.: Eisenmangelanämie bei deutschen und ausländischen Schwangeren. Univ. Tübingen, Med. Dissertation, 1978
NIERSTENHÖFER, B.: Eisenmangelanämie bei deutschen und ausländischen Wöchnerinnen. Univ. Tübingen, Med. Dissertation, 1978

(4) In den Abbildungen wurde die Abrechnungsposition der jeweiligen Leistung entsprechend der Gebührenordnung für Ärzte von 1965 angegeben.

(5) JÜNKE, J.: Mutterschaftsvorsorgeuntersuchungen ... a.a.O., S. 46-51. Die Berechnungen wurden von uns vorgenommen.

(6) NIENHAUS, F. und R. HESS: Bundesmantelvertrag ... a.a.O., S. 214
HÜTTEN, T.: Das leistungsgerechte Arzthonorar. Gedanken zur richtigen Abrechnung nach den verschiedenen Gebührenordnungen. Köln (DÄV) 1977, S. 104-108

Anmerkungen zu Abschnitt 4.2

(1) NIENHAUS, F. und R. HESS: Bundesmantelvertrag Ärzte (BMV). Köln (DÄV) 1979, S. 212-225

(2) ANSELMINO, K., E. KLAPPERICH und P. TRÜB: Untersuchungen zur Müttersterblichkeit in Deutschland. Med. Welt 567 (1962)
BAKKETEIG, L.S., H.J. HOFFMANN und P.M. STERNTHAL: Obstetric service and perinatal mortality in Norway. Acta obstetr. gynecol. Scand. Suppl. 77. Trondheim (1978)
HOBBS, M.S. and E.D. ACHESON: Perinatal mortality and the organisation of obstetric services in the Oxford area in 1962. Brit. med. J. 1: 499-509 (1966)

(3) SALING, E.: Wider eine "In-Watte-Pack-Ideologie" in der Geburtshilfe. Periskop-Gespräch. Periskop 12(3): 3-4 (1982)

(4) NIENHAUS, F. und R. HESS: Bundesmantelvertrag ... a.a.O., S. 217

(5) CLAREN, M.: Der Mutterpaß - Entwicklung und Verwendung. Freie Universität Berlin, Med. Dissertation (in Vorbereitung)

(6) TIETZE, K.W.: Risikokalkulation als Grundlage organisatorischer Maßnahmen. In: SALING, E. und J.W. DUDENHAUSEN (Hg.): Perinatale Medizin, Band III. Stuttgart (Thieme) 1972, S. 40-42

(7) - ders.: Klinische Beobachtung und Prognose in der Schwangerenvorsorge. Univ. Mainz, Unveröff. Habil.-Schrift, 1973

(8) GREENBERG, B.G. und H.B. WELLS: Linear discriminant analysis in perinartal mortality. Amer. J. Publ. Health 53: 594-602 (1963)

(9) KORPORAL, J. und A. ZINK: Epidemiologie der Säuglingssterblichkeit. Stuttgart (Thieme) 1978, S. 34

(10) SCHWARTZ, F.W. und D. SCHWEFEL: Diagnosen in der ambulanten Versorgung. Aussagefähigkeit und Auswertbarkeit. Köln (DÄV) 1980

(11) SCHWEFEL, D. und F.W. SCHWARTZ: Aussagefähigkeit und Auswertbarkeit von Diagnosen in der ambulanten medizinischen Versorgung - ein Problemüberblick. In: SCHWARTZ, F.W. und D. SCHWEFEL: Diagnosen ... a.a.O., S. 25

(12) KORPORAL, J. und K.W. TIETZE: Schwangerschaftsabbruchstatistik. In: BRENNECKE, R. et al. (Hg.): Datenquellen für Sozialmedizin und

Epidemiologie. Berlin (Springer) 1981, S. 241-247
WEBB, E.J. et al.: Nichtreaktive Meßverfahren. Weinheim (Beltz) 1975

(13) FERBER, L.v.: Sozialdialekte in der Medizin. Das Sprechverhalten von Laien, Praktikern und Wissenschaftlern. In: BÖHME, G. und M.v. ENGELHARDT (Hg.): Entfremdete Wissenschaft. Frankfurt (Suhrkamp) 1979, S. 29-55; zit. S. 43 ff.

(14) NIENHAUS, F. und R. HESS: Bundesmantelvertrag ... a.a.O., S. 220

(15) BURMEISTER, I., G. GROTTIAN, B. KOLLECK, J. KORPORAL, G. TIETZE, K.W. TIETZE und A. ZINK: Gesundheit und Lebensverhältnisse türkischer Frauen - eine empirische Untersuchung in Berlin. Forschungsvorhaben, gefördert durch die Stiftung Volkswagenwerk von 1982 bis 1984

(16) KORPORAL, J. und A. ZINK: Epidemiologie ... a.a.O., S. 34 f.

(17) DEUTSCH, H.: Psychologie der Frau, Bd. II. Bern (Huber) 1954

(18) KÄSER, O. et al. (Hg.): Gynäkologie und Geburtshilfe, Bd. II. Stuttgart (Thieme) 1967, S. 261
MOLINSKI, H.: Die unbewußte Angst vor dem Kind als Ursache von Schwangerschaftsbeschwerden und Depressionen nach der Geburt. München (Kindler) 1972

(19) MOLINSKI, H.: Die unbewußte ... a.a.O., S. 51 f.

(20) KORPORAL, J. und A. ZINK: Epidemiologie ... a.a.O., S. 34

Anmerkungen zu Kapitel 4.4

(1) STEINHOFF, R. und A. TRAEGER: Arzneimittel. In: KYANK/GÜLZOW (Hg.): Erkrankungen während der Schwangerschaft. Leipzig, 1979, S. 661

(2) SIEVERS, G.: Klinisch-statistische Studien zu aktuellen Mißbildungsproblemen. Arzneimittelforsch. 14 (6): 605 - 655 (1964)
GLEISS, J.: Zur Analyse teratogener Faktoren mit besonderer Berücksichtigung der Thalidomid-Embryopathie. Köln/Opladen (Westdeutscher Verlag) 1964

(3) MARTIUS, H.: Lehrbuch der Geburtshilfe. Stuttgart (Thieme) 1972
NEUBERT, D.: Zum Problem der Gefährdung der nächsten Generation

durch Medikamenteneinnahme während der Schwangerschaft. Berl. Ärztekammer (9): 416-423 (1981)

(4) TISCHENDORF, D. und E. KUMBIER: Untersuchungen zum Arzneimittelverbrauch in der Schwangerschaft. Dtsch. Gesundh.-Wesen 32 (14): 661 - 664 (1977)
MAUSS, H.J.: Arzneimittelverbrauch in der Schwangerschaft nach Aufklärung der Thalidomid - Embryopathie. Dtsch. Med. Wochenschr. 89 (8): 380 - 384 (1964)

(5) MAUSS, H.J.: Neuere Untersuchungen zum Arzneimittelverbrauch in der Schwangerschaft. Dtsch. Med. Wochenschr. 97: 1637-1639 (1972)

(6) NORA, J.J. et.al.: Maternal exposure to potential teratogens. JAMA 202: 1065 - 1069 (1968)

(7) NELSON, M.A. and J.O. FORFAR: Associations between drugs administered during pregnancy and congenital abnormalities on the fetus. Brit. Med. J. (1): 532 - 527 (1971)

(8) SCHEUCH, E.: Zur Methodik und Statistik der Dysmelie-Forschung. Wien. Med. Wochenschr. 117: 402 - 415 (1967)

(9) KUEMMERLE, H.P.: Arzneimittel in der Schwangerschaft. Klinik der Frauenheilkunde, Band V, Ergänzung 1978, S. 641 - 691.
KUSCHINSKY. G., H. LÜLLMANN: Kurzes Lehrbuch der Pharmakologie. Suttgart (Thieme) 1978

(10) HEINONEN, O.P., D. SLONE and S. SHAPIRO: Birth defects and drugs in pregnancy, Littleton/Mass. (Publishing Sciences Group) 1977, S. 1

(11) Z.B. bringen diabetische Mütter häufiger fehlgebildete Kinder zur Welt, unabhängig davon, inwieweit ihr Blutzuckerspiegel kontrolliert wird. Andererseits besteht kein Zweifel daran, daß Antidiabetika (Tolbutamid) im Tierversuch teratogen sind.
WILSON, J.B.: Embryotoxicity of drugs in man. In: WILSON, J.B. and F.C. FRASER (Eds.): Handbook of teratology I, New York, (Plenum) 1977, S. 309 - 356

(12) SCHARDEIN, J.L.: Drugs as teratogens. Cleveland/Ohio (CRC Press) 1975, S. 49
NEUBERT, D.: On the predictiability of developmental toxicity - expecially prenatal toxicity - on the basis of culture experiments. In: NEUBERT, D., H.-J. MERKER (Eds.): Culture techniques. Applicability for studies on prenatal differentiation and toxicity. Berlin (de Gruyter) 1981, S. 567 - 584

(13) ROBERTS, C.J.: The effect of prolonged drug usage on fetal development. An epidemiological approach. In: KLINGBERG, M. et al.: Drugs and fetal development. New York, 1977, S. 457 - 465
HEINONEN, O.P., D. SLONE and S. SHAPIRO: Birth defects ... a.a.O.

(14) STEINHOFF, R, und A. TRAEGER: Arzneimittel. a.a.O. S. 663

(15) NEUBERT, D.: Medikamentöse Noxen als Indikation zum Schwangerschaftsabbruch, Internist 19: 304 - 309 (1978)

(16) KUEMMERLE, H.P.: Arzneimittel in der Schwangerschaft. a.a.O. S. 664

(17) TUCHMANN-DUPLESSIS, H.: Drug effects on the fetus. New York (ADIS Press) 1975, S. 17

(18) KUEMMERLE, H.P.: Arzneimittel, a.a.O. S. 647

(19) NEUBERT, D.: Gesundheitsgefährdung der folgenden Generation durch Pharmaka. In: FÜLGRAFF, G. (Hg.): Bewertung von Risiken für die Gesundheit. Stuttgart (Thieme) 1977, S. 108-112

(20) INFRATEST MARKTFORSCHUNG und SOZIALFORSCHUNG: Selbstmedikation. Sekundäranalyse. München, 1974, S. 64
Vgl. auch: CRANZ, H., S. CZECH-STEINBORN, H. FREY u. K.-H. REESE: Selbstmedikation. Eine Standortbestimmung. Kiel (Institut für Gesundheits-System-Forschung) 1982
Der Bundesminister für Arbeit und Sozialordnung (Hg.): Selbstbehandlung und Selbstmedikation medizinischer Laien. Forschungsberichte, Band 67. Bonn (BMA) 1981
Der Bundesminister für Jugend, Familie und Gesundheit (Hg.): Qualitative Grundlagenstudie zum Arzneimittelverhalten. Schriftenreihe des BMFJG, Band 24. Stuttgart (Kohlhammer) 1976

(21) DREWS, M.: Einflüsse auf die Nichteinhaltung der vom Arzt verordneten Medikamententherapie. Werkstattschriften zur Sozialpsychiatrie 18, 1977
RASPE, H.H.: Der Medikamentenkonsum bei Patienten mit chronischer Polyarthritis. Aktuelle Rheumatologie Bd. 6, Stuttgart, 1981, S. 11-15
SCHMÄDEL, D. v.: Ausmaß und Verusachung von Non-Compliance in der Präventivmedizin. In: ABHOLZ, H., D. BORGERS, W. KARMAUS u. J. KORPORAL (Hg.): Risikofaktorenmedizin. Konzept und Kontroverse. Berlin (de Gruyter) 1982, S. 203 - 208

(22) WORLD HEALTH ORGANIZATION: Studies in drugs utilization. Methods and applications. Regional Office for Europe, Copenhagen, 1979

Dazu macht auch einige Angaben: NORD, D.: Arzneimittelkonsum in der Bundesrepublik Deutschland. Stuttgart (Enke) 1976, S. 21 ff.

(23) DEUTSCHE FORSCHUNGSGEMEINSCHAFT: Schwangerschaftsverlauf und Kindesentwicklung. Boppard (Boldt) 1977
KOLLER, S.: Risikofaktoren der Schwangerschaft. Berlin (Springer) 1983

(24) GREISER, E. und E. WESTERMANN: Verordnungen niedergelassener Ärzte in Niedersachen 1974 und 1976. Bonn (Bundesministerium für Arbeit und Sozialordnung) 1979

(25) HENKE, M. v.: Das Verordnungsverhalten niedergelassener Ärzte bei schwangeren Frauen. Berlin (BASIG) 1980

(26) - dies.: Das Verordnungsverhalten .... a.a.O. S. 25

(27) INFRATEST GESUNDHEITSFORSCHUNG: Geburtsverlauf und frühkindliche Entwicklung. Basiserhebung. München, 1981, S. 55 f

(28) MAUSS, H.-J.: Neuere Untersuchung zum Arzneimittelkonsum während der Schwangerschaft. Dtsch. Med. Wochenschr. 97: 1637 - 1639 (1972)

(29) NELSON, M.A. and J.O. FORFAR: Associations between drugs administered during pregnancy and congenital abnormalities of the fetus. Brit. Med. J. (1): 523 - 527 (1971)
PECKHAM, C.H. and M.D. KING: A study of intercurrent conditions observed during pregnancy. Am J. Obstetr. Gynecol. 87: 609 - 624 (1963)

(30) HEINONEN, O.P., D. SLONE and S. SHAPIRO: Birth defects a.a.O. S. 261

(31) DEUTSCHE FORSCHUNGSGEMEINSCHAFT: Schwangerschaftsverlauf ... a.a.O. S. 24
KOLLER, S.: Risikofaktoren ... a.a.O. S. 50
HENKE, M. v.: Das Verordnungsverhalten ... a.a.O. S. 38

(32) BROCKLEBANK, J.G. et al.: Drug prescribing during pregnancy. Am. J. Obstetr. Gynecol. 132 (3): 235 - 244 (1978)

(33) INFRATEST GESUNDHEITSFORSCHUNG: Geburtsverlauf ... a.a.O. S. 55 f.

(34) HENKE, M. v.: Das Verordnungsverhalten ... a.a.O. S. 38

(35) DEUTSCHE FORSCHUNGSGEMEINSCHAFT: Schwangerschaftsverlauf ... a.a.O. S. 11
KOLLER; S.: Risikofaktoren ... a.a.O. S. 1 - 29

(36) DEUTSCHE FORSCHUNGSGEMEINSCHAFT: Schwangerschaftsverlauf ... a.a.O. S. 49 ff.
Weitergehende Auswertungen der Medikamenteneinnahme ibs. auch nach den Phasen der Schwangerschaft finden sich im Abschlußbericht der DFG-Studie: KOLLER, S.: Risikofaktoren ... a.a.O. S. 49 ff. 'Krankheitsbelastete' Frauen nahmen danach zu 16,1 % im ersten Trimenon keine Medikamente ein.

(37) HEINONEN, O.P., D. SLONE and S. SHAPIRO: Birth defects ... a.a.O.
PECKHAM, C.H. and R.W. KING: A study of intercurrent conditions ... a.a.O. S. 609
FORFAR, J.O. and M.M. NELSON: Epidemiology of drugs taken by pregnant women: Drugs that may affect the fetus adversely. Clin. Pharmacol. Ther. 14 (4): 632 - 642 (1973)
BROCKLEBANK, J.C. et al.: Drug prescribing ... a.a.O. S. 243

(38) NIERSTENHÖFER, I: Eisenmangelanämie bei deutschen und ausländischen Schwangeren. Univ. Tübingen, Med. Diss., 1977
ZEIDLER, H.: Alter, Parität und sozioökonomischer Status als geburtshilfliche Risikofaktoren bei Deutschen und Gastarbeiterinnen. Univ. München, Med. Diss., 1977, S. 10b. Vergl. auch: KOLLER; S.: Risikofaktoren ... a.a.O. S. 163 ff

(39) MAUSS, H.J.: Neuere Untersuchungen ... a.a.O. S. 1638

(40) HENKE, M. v.: Das Verordnungsverhalten ... a.a.O. S. 29

(41) BROCKLEBANK, J.C. et al.: Drug prescribing ... a.a.O. S. 237

(42) SHEPARD, Th.: Catalogue of teratogenic agents. Baltimore 1980
FdM Tabellen für die Praxis. Medikamente in der Gravidität und Stillzeit. Fortschr. Med. 47: 2180 - 2188 (1979)
WILSON, J.G.: Present status of drugs as teratogens in man. Teratology 7: 3 - 15 (1973)

(43) vgl. HENKE, M. v.: Das Verordnungsverhalten ... a.a.O. S. 16 ff. Seit 1983 liegen im Abschlußbericht der DFG-Studie weitergehende Analysen über den Zusammenhang der Arzneimitteleinnahme in der Schwangerschaft mit Krankheiten sowie Anomalien des Kindes und perinataler Sterblichkeit vor. KOLLER, S.: Risikofaktoren ... a.a.O. S. 134 - 179

(44) NEUBERT, D.: Persönliche Mitteilung, 1982

(45) HENKE, M. v.: Das Verordnungsverhalten ... a.a.O.

(46) - dies.: Das Verordnungsverhalten ... a.a.O. S. 27

(47) Presseinformation des Bundesgesundheitsamts vom 24. Februar 1977. Zit. nach: Transparenztelegramm 1980/81, Berlin, 1980, S. 191
Damit zieht das Bundesgesundheitsamt - allerdings erst 1977, also zwei Jahre nach unserer Erhebung - Konseqzenzen aus amerikanischen Studien, die von Adenokarzinomen der Vagina und der Cervix bei Töchtern berichten, deren Mütter im ersten Trimenon Diäthylstilböstrol genommen hatten.
HERBST, A.L. et al.: Adenocarcinoma of the vagina; Associations auf maternal stilboestrol therapy with tumor appearance in young woman. New England J. Med. 284: 878 - 881 (1971)

(48) NEUBERT, D.: Gesundheitsgefährdung ... a.a.O. S. 112

(49) KUEMMERLE, H.P.: Arzneimittel in der Schwangerschaft ... a.a.O. S. 657

(50) HENKE, M. v.: Das Verordnungsverhalten ... a.a.O. S. 32

(51) SCHARDEIN, J.L.: Drugs as teratogens ... a.a.O. S. 24
BECK, F. and A.P. GULAMHUSEIN: The effext of sodium salicylat on limb development. In: MERKER, H.-J., H. NAU and D. NEUBERT (Eds.): Teratology of the limbs. Berlin (de Gruyter) 1980, S. 382 - 402
KOLLER, S.: Risikofaktoren ... a.a.O. S. 134 f

(52) Meclizin ist im Tierversuch teratogen, trotz umfangreicher Untersuchungen konnte ein solcher Effekt beim Menschen bisher nicht nachgewiesen werden. Dieses Arzneimittel sollte allerdings nur in 'ernsten Fällen' gegeben werden.
TUCHMANN-DUPLESSIS, H.: Drug effects ... a.a.O. S. 181

(53) Vgl. die Ergebnisse der DFG-Studie: Deutsche Forschungsgemeinschaft: Schwangerschaftsverlauf ...a.a.O. S. 44 - 59 und S. 110
KOLLER, S.: Risikofaktoren ... a.a.O. S. 148 - 151

(54) HENKE, M. v.: Das Verordnungsverhalten ... a.a.O. S. 33
KOLLER, S.: Risikofaktoren ... a.a.O. S. 49 - 56 und 58 f

(55) KUEMMERLE, H.P.: Arzneimittel ... a.a.O. S. 683

(56) DEUTSCHE FORSCHUNGSGEMEINSCHAFT: Schwangerschaftsverlauf ... a.a.O. S. 41

Vgl. auch die differenzierte Analyse in der DFG-Studie: KOLLER, S.: Risikofaktoren ... a.a.O., S. 163-167

(57) DEUTSCHE FORSCHUNGSGEMEINSCHAFT: Schwangerschaftsverlauf ... a.a.O. S. 112
s.a. KOLLER, S.: Risikofaktoren ... a.a.O. S. 163 - 167

(58) WILSON, J.G.: Embryotoxicity ... a.a.O. S. 325
Vgl. die Diskussion des Zusammenhangs von weiblichen Sexualhormonen und einer gesteigerten Rate von Früh- und Spätaborten in der DFG-Studie. KOLLER, S.: Risikofaktoren ... a.a.O. S. 135 - 145.

(59) DEUTSCHE FORSCHUNGSGEMEINSCHAFT: Schwangerschaftsverlauf ... a.a.O. S. 96 f.
KOLLER, S.: Risikofaktoren ... a.a.O. S. 145 - 148
MICHAELIS, J., H. MICHAELIS, E. GLÜCK, S. KOLLER: Prospective study of suspected associations between certain drugs administered during early pregnancy and congenital malformations. Teratology 27: 57 - 64 (1983)

(60) WILSON, J.G.: Embryotoxicity ... a.a.O. S. 331

Anmerkungen zu Abschnitt 4.5

(1) GOODMAN, L.A.: The analysis of multidimensional contingency tables: Stepwise procedures and direct estimation methods for building models for multiple classifications. Technometrics 13 (1): 33-61 (1971)

(2) SIEGEL, S.: Nonparametric statistics for the behavioral sciences. New York (McGraw-Hill) 1956, S.159 ff.

(3) ROSKAM, E.E. and J.C. LINGOES: The MDS series of multidimensional scaling programs. Edinburgh (Program Library Unit) 1977

(4) BARLOW, E.R. and H.D. BRUNK: Isotonic regression program and its dual. J. Amer. Stat. Assoc. 67: 140-162 (1972)
KRUSKAL, J.B.: Multidimensional scaling: A numerical method. Psychometrika 29: 115-129 (1964)

Register

FSC
www.fsc.org
MIX
Papier | Fördert gute Waldnutzung
FSC® C083411

Zeitfracht Medien GmbH
Ferdinand-Jühlke-Straße 7
99095 Erfurt, Deutschland
produktsicherheit@kolibri360.de